ヴァージニア・ヘンダーソン 著
Virginia Henderson

湯槇ます・小玉香津子 訳

看護の基本となるもの
Basic Principles of Nursing Care

日本看護協会出版会

第 1 版 へ の 序

　国際看護師協会(ICN)の歴史は長く、会員国は世界中に及び、その種々の活動はますます数を増しつつあります。しかし1899年の設立以来今日まで、当初の目的は変わらず、わかりやすいものです。その目的とは、まとめていえば、ICNに加盟している国々の看護をできるだけ高い水準に保つように援助すること、および、まだ加盟していない国々が、教育や制度により、また職能団体によって自国の看護を発展させるのを助けること、です。

　この目的のためにICNは1947年に看護業務委員会を設け、また1958年には本部に看護業務部をおきました。看護業務委員会は現在、看護業務部の諮問機関をつとめています。

　看護業務委員会の今日までの活動の1つは、各国の看護師協会が範囲をしぼった看護の局面のいくつかを調査し、それらの局面における看護ケアについて一連の報告書をつくるのを促すことでした。そしてICNは、この活動を通して1つの確信を得たのです。すなわち、患者の内科的あるいは外科的な特定の状態に適切に応じる技術を求めて医学がどんなに専門分化しても、看護が治療の不可欠な一部であり、また回復とリハビリテーションの一助であるような状況のすべてに適用可能な、看護ケアの基本的原理がある、という確信です。

　ICNは幸いなことに、ヴァージニア・ヘンダーソンさんの援助をあおぐことができました。ヘンダーソンさんは、著作活動ならびに研究活動を通して広く世に知られる看護師です。このたび出版されたこの『看護の基本となるもの』は、彼女がICNの看護業務委員会のために著したもので、彼女にお願いした事の起こりも産物であるこの本も、ヘンダーソンさんの看護に対する

思いやりのある理解と、それとあいまっての明快な思考、卓越した表現力に負っています。

　職能団体、および看護基礎教育の総合的背景は、よい看護を促進する重要な因子で、それは社会的開発がどのような段階にある国にも共通していえることです。この本は看護の基本となるものを論じているのですが、これが刺激となって、多くの国で看護がいっそう進歩し、患者がその恩恵を受け、また看護師各人が自信をもってできる限り最善のケアを行うようになることを念じてやみません。

　「医学が高度に進歩し、一方看護はそうではない、という状態の国々では、国民の健康状態はその素晴らしく進んだ医学の水準を反映していない。」[●1]世界保健機関の第1回看護専門委員会の報告書にあるこの言葉は、私たち自身の基準を評価すること、それも医療における現代の動向や変化に合わせて評価すること、がいかに重要であるかを強調しています。本書はその評価にあたっての有用な手引きとなって私たちを導いてくれるでしょう。

デイジー C. ブリッジス
Daisy C. Bridges, C.B.E., R.R.C.
ナイチンゲール記章受賞
1948〜1961年 ICN 常任書記

原著の注釈

[●1] 世界保健機関 看護専門委員会 第一会期報告書，1950年2月。

もくじ

第1版への序──4
はじめに──────────────────────────8

I 看護師の独自の機能、すなわち基本的看護ケア────11

II 人間の基本的欲求およびそれらと基本的看護との関係────19

III 基本的看護ケアを行うにあたって考慮に入れるべき患者の状態、その他の条件────25

 基本的看護ケアのための計画────30

IV 基本的看護の構成要素────35

 1│患者の呼吸を助ける────38

 2│患者の飲食を助ける────41

 3│患者の排泄を助ける────46

 4│歩行時および坐位、臥位に際して患者が望ましい姿勢を保持するよう助ける。また患者がひとつの体位からほかの体位へと身体を動かすのを助ける────49

5	患者の休息と睡眠を助ける	52
6	患者が衣類を選択し、着たり脱いだりするのを助ける	55
7	患者が体温を正常範囲内に保つのを助ける	57
8	患者が身体を清潔に保ち、身だしなみよく、また皮膚を保護するのを助ける	59
9	患者が環境の危険を避けるのを助ける。また感染や暴力など、特定の患者がもたらすかもしれない危険から他の者を守る	64
10	患者が他者に意思を伝達し、自分の欲求や気持ちを表現するのを助ける	67
11	患者が自分の信仰を実践する、あるいは自分の善悪の考え方に従って行動するのを助ける	71
12	患者の生産的な活動あるいは職業を助ける	73
13	患者のレクリエーション活動を助ける	75
14	患者が学習するのを助ける	78

要約 83

訳者あとがき——86
著者・訳者紹介——94

はじめに

　この本には、基本的看護(basic nursing)を構成している諸活動の大要を述べてある。これらの活動が普遍的な人間の欲求(universal human needs)に由来するものであることを強調するとともに、自分が世話をする人のそのときどきの状態によってそれらの欲求が変容する様子についての看護師の絶え間ない解釈を示した。

　目的は、医師の診断および彼が処方する治療法が何であれ、誰もが必要とするケアを記述することにある。もっともこの診断と治療法は看護師が考えて実行する計画に影響を与えるものではある。

　看護師が行う基本的ケアは、患者が身体的に病気であろうと精神的に病気であろうと同じである。感情の動きは身体に影響を及ぼし、また身体的な変化は心の状態に影響するから、実際には両者は切り離せない。たとえば喉頭に閉塞性の障害があって"息をつけない"患者は恐怖状態に陥るし、歯を腫らした人は何かを考えたりいつもと同じように他人と付き合ったりがなかなか難しい。逆に、自滅的なうつ状態にある患者は精神的に病気であるばかりでなく、正常に食べたり眠ったりできないことから、身体的にも病気である。

　この小冊子は看護を一般的に論じ、どのような患者のケアにも応用可能としているところから、基本的な看護活動を述べることしかできない。つまり、方法を記述することはできない。これは決してマニュアルではない。方法については読者はそれぞれの国の教科書類を参照してほしい。

　ここに示した基本的看護ケアはあらゆる患者にあてはまるばかりでなく、家庭、病院、学校、また工場など、**あらゆる看護の場**にあてはまる。人間の欲求から看護ケアを引き出すというこの原理は、病的状態に対するケア提供活動におけるのと同じように、健康増進活動においても指針となるであろう。したがって、ここでは予防的ならびに治療的な看護について論議する。看護師が健康な妊婦を指導するときも、熱が高く衰弱している患者を看護する

ときも、同一の原理が使えるのである。しかし、この小論は看護師が個人に対して行う援助を書くことを第一にしているので、病人と身体障害者に重点がおかれているようにみえるだろう。病人と身体障害者は、セルフケアができる健康な人々よりも、看護師の援助の必要を明らかにいちだんと強く感じている。"基本的看護ケア"は何といっても圧倒的にこの人たちのためのサービスなのである。もっぱら健康人へのサービスを提供している機関の看護師は、この小論が扱っているような看護活動、すなわち個人に対する直接的な身体面のケアや情緒的サポートはたまにしか行わないかもしれない。が、学校や事業所で、刑務所で、船上で、また地域の訪問看護サービスで働く看護師も、このような基本的看護ケアが、病院看護や在宅ケアにたずさわる看護師の仕事にあてはまると同様に、自分たちの仕事にもあてはまることに気づくであろうし、そうであることを願う。すべてのヘルスワーカーにとって健康増進活動は病人へのサービスと切り離しては考えられない。実際、いわゆる"ポジティブ・ヘルス"(positive health)を促進するための計画的実践を家族が最も受け入れやすいのは、その家族に病人の出たとき、すなわちその家族のニードが最大であったとき、にサービスを提供してくれた人たちに勧められた場合である、と一般にみなされている。ともかく、誰かが自らの健康状態を改善するのを助けようと努める看護師であれば、以下に述べる看護ケアの構成要素のなかに有用な指針を見出すであろう。また、これらの内容を自分自身の健康法をつくり出すための根拠と考えることもできるはずである。いうまでもなく、看護師自身がよりよい実例を示せば示すほど、彼女は人々にいっそうの建設的な影響を及ぼすことになるであろう。

　最後にもう一度強調しておくが、ここに記した基本的看護ケアは、健康な母親の世話をする助産師、多くの患者が身体的にセルフケアが可能であるような精神科サービスにたずさわる看護師、また患者が少なくともある短期間ほとんど全面的に身体を他者にゆだねているような外科病棟で働く看護師、その他すべての看護師のための思考と行動の指針である。

訳者による注釈
❖1　積極的姿勢の健康づくり。そのような健康管理システムを指す場合もあり、その実際は食事、運動など個人の生活に立ち入った指導や管理となる。

なお、「看護師」の代名詞として「彼女」を用いてはいるが、これは看護師には女性が非常に多いからであって、女性看護師のサービスに比べて男性看護師のそれを評価していないからではない。それどころか、あらゆる種類のヘルスワーカーの男女構成がもっと等分になる日を歓迎する。❖2

❖2　2004年以降ICNが発行している本書の原本（以下の訳注ではICN編[1]と記す）においてはこの段落は備考となっている。

引用文献
1) Henderson, V. : ICN's Basic Principles of Nursing Care, Revised 2004, International Council of Nursing, 2004.

I

看護師の独自の機能、すなわち基本的看護ケア

基本的看護ケアが人間の欲求に由来するとはいえ、実はあらゆる福祉サービスがそうなのである。したがって、本来的に看護師が自らの責任で行うことのできる看護ケアの分析は、関係者すべてが受け入れる看護師の機能の定義にもとづかなければならない。それぞれの国においてその定義が、看護業務に関する法律と矛盾しないようでなければならない。もし看護という職業が自らのエネルギーの向け先を変えるというならば、それに従って法律も変えられねばならない。

　そのような法律を検討することはこの本の役割を越えているが、看護文献にある程度通じるならば、看護の定義は漠然としており、包括的で、しかもしばしば、看護師の役割は変化するものであると注釈がつく、とみなしてよいことがわかる。看護師の役割は、10年経てば変わるばかりでなく、彼女が身をおく状況に応じても変わる。たとえば、患者のそばに看護師しかいない場合は、どんな時代であっても彼女は医師やソーシャルワーカーや理学療法士の役割を果たさざるをえないだろう。時には料理人として、また鉛管工として、患者の明白にして今すぐの欲求に応えなければならない。看護師は"プロの母親"（professional mother）と呼ばれてきた。自分の子どもの欲求に応ずる母親と同じように、しばしばまことにさまざまな仕事を果たさねばならないのである。[※1]

　しかしながら、看護は総括的な機能であるとする考え方からは、人々が自分たちの欲求のうちのどれどれは、ほかのどの職種よりも看護師がよりよく満たしてくれるはずだと思っているかはわからない。医師は診断、予後、そして治療に卓越しているとみなされている。これらは医師の独自の機能である。それでは看護師は何において卓越しているのだろうか？　看護師の**独自の機能**（unique function）はあるのだろうか、あるとしたらそれは何なのか？　広く知られたアメリカの看護師、アニー・グッドリッチ[※2]は"健康な市民"をつくるうえでの看護師の貢献の重要性をたびたび語った。この貢献はすでに一般に認められており、看護師は"保健医療チーム"の承認された一員である。しかし、たとえどんなに"チーム活動"が発達し、チームの構成員がいかに多くの機能

を共有しようとも、各人は自分特有の、あるいは独自の機能をもちたいものである。チームの他のどの構成員よりも自分のほうが適任である仕事がほしいものである。働く人各人が、自分が主となって活動できる分野をはっきりとさせておきたいのは当然である。以下のページでわれわれが関心を寄せるのは、看護師のこの本質的ないし独自の機能、つまり看護師が自らの主導において遂行でき、それに関しては看護師が最も優れている、そうした機能である。

　現時点[※3]では国際的な定義はひとつもないので、筆者はここに看護師の独自の機能についての自分の考えを提示する。これはⅡ章におけるこの定義についての論議もあわせ、筆者の教科書[●1]からの引用である。

原著の注釈

●1　Harmer, B., Henderson, V. : Textbook of the Principles and Practice of Nursing, 5th ed., p. 4–5, The Macmillan Company, New York, 1955, 1250pp.（訳注：ICN編ではHenderson, V., Nite, G. : Principles and Practice of Nursing, 6th ed., The Macmillan Company, New York, 1978. Reprinted in 1997 by the ICN, Geneva, 2119 pages）
看護師の機能についてのさらに進んだ論議はヘンダーソンの1966年の著作"The Nature of Nursing"[1)]にある。（訳注："The Nature of Nursing"はヘンダーソンが各章ごとに追記を入れ、1991年にNational League for Nursing（全米看護連盟）から再出版された。邦訳はp.17 **引用文献1)**参照）

訳者による注釈

❖1　ICN編[2)]では"プロの母親"から"しばしば"までが削除され、"看護師は時にまことにさまざまな仕事を果たさなければならないのである"の1文のみ。
❖2　Annie W. Goodrich（1866～1954）。ヘンダーソンの師。ニューヨーク病院看護学校に学ぶ。いくつかの病院勤務ののちベルヴュー病院看護監督、ニューヨーク州看護視学官、ティーチャーズ・カレッジ教授、ヘンリー街セツルメント監督、陸軍看護学校校長、ゴールドマークレポートをふまえて1923年に設立されたエール大学看護学部初代学部長。ヘンダーソンは"The Nature of Nursing"[1)]で、師グッドリッチから受けた影響を具体的に語っている。
❖3　1960年。詳細は「訳者あとがき」を参照してほしい。

看護師の独自の機能は、病人であれ健康人であれ各人が、健康あるいは健康の回復(あるいは平和な死)**に資するような行動をするのを援助することである。その人が必要なだけの体力と意思力と知識とをもっていれば、これらの行動は他者の援助を得なくても可能であろう。この援助は、その人ができるだけ早く自立できるようにしむけるやり方で行う。**※4 看護師の仕事のこの局面、看護師の機能のこの部分において看護師は主導権をもち、また支配する。この点で看護師は主人なのである。加えて看護師は、医師が立てた治療計画を患者が実施するのを助ける。また医療チームの一員として、健康の増進のため、あるいは疾病からの回復のため、あるいは死の道の支えのための全体的な計画を組み、実施するにあたり、チームの他の人々を援助する。同様に彼らに助けてもらう。チームの誰もが、他のメンバーにやっかいな要求をもち出して、そのため誰かがその人独自の機能を遂行できなくなったりするようなことをしてはならない。また誰もが自分の専門の仕事にさしつかえるほど、非医療的な仕事、たとえば掃除をしたり、記録したり、綴じこんだり、といった雑用にわずらわされるべきではない。チームの全員がその人(患者)を中心に考え、自分たちはみんな第一に患者に"力を貸す"のであると理解している必要がある。もしも患者が、彼のために組んだ計画を理解しなかったり、受け入れなかったり、また計画に参加しなかったりすると、医療チームの労力は大いに浪費されることになる。患者が自分のことを自分でする、健康についての情報をみつける、あるいは指示された療法を実行もする、などを早くできるようになればなるほど、その結果はよいのである。実際のところ、理性ある成人は、選択は自分自身でするものと常時思っていて当然である。彼が賢明な選択をするにあたって必要とする援助を与えるのが医療チームの責任である。チームが患者に信頼されており、また彼の状態が重篤である場合は、患者はおそらく自分に代わって決断してもらうことを望むが、だからといって自分は他人のなすがままであるとは決して思わないはずである。要するに、決定的な要因となるのは患者の自覚および健康的養生法を選び取ろうとする願望である。

体力や意思力あるいは知識が不足しているために、"完全な"、"無傷の"、あるいは"自立した"人間として欠けるところのある患者に対してその足りない部分の担い手になる、という看護師の概念は狭いのではないかとみる向きもあるかもしれない。しかし、考えてみればみるほど、このように定義された看護師の機能は複雑なものであることがわかってくる。人の心と身体とが"完全である"あるいは"無傷である"ことがいかにまれであるかを考えてほしい。また、いったいどの程度まで健康は遺伝の問題なのであろうか、どの程度まで健康は学習で身につけられるのであろうか、といったことはいろいろと議論のあるところであるが、一般には、知能程度と教育程度はその人の健康状態に比例している傾向があると認められている。それぞれの人間が"よい健康状態"を自分のものにするのが困難なことだというなら、看護師がそれを手助けするのはさらに難しいことといえよう。ある意味において看護師は、自分の患者が何を欲しているかのみならず、生命を保持し、健康を取り戻すために何を必要としているかを知るために、彼の"皮膚の内側"に入り込まねばならない。看護師は時に、意識を失っている人の意識となり、自ら生命を断とうとする人に代わって生命の熱愛者として立ち、足を切断された人の足、光を失ったばかりの盲人の目、赤ん坊の移動の手だて、若い母親の知識と自信、身体が弱り果てて、あるいは引っ込み思案のために物が言えない人の"声"、となるのであり、まだまだこの続きはたくさんある。❖5

　看護を最高級のサービスにしているのは、身体面のケア、心の支え、また再教育に対する各人の一時的な、および長期的な欲求を見積もらねばならないということである。看護活動の多くは単純であるが、特定の患者の特定の要求にそれを合わせるときに複雑な活動となる。たとえば、健康であれば

❖4　The unique function of the nurse is to assist the individual, sick or well, in the performance of those activities contributing to health or its recovery（or to peaceful death）that he would perform unaided if he had the necessary strength, will or knowledge. And to do this in such a way as to help him gain independence as rapidly as possible.

人は何らの努力なく呼吸でき、看護師の力を必要としない。が、肋骨切除をした後や呼吸筋のどこかに麻痺がある場合、呼吸は苦闘である。手術後の患者に胸郭が十分に広がるような体位をとらせたり呼吸器を操作したりする看護師は、複雑な機能を果たしている。同じく、食欲のある人には食事は問題のないことであっても、もし食欲のない患者の世話にあたることになったら、彼が必要とするだけの栄養量を与えようと援助に努める看護師は厄介至極な問題に直面する。歯を磨くこともごく簡単なことであると多くの人は思っているが（実際には口腔衛生について十分知っている人はほとんどいない）、意識を失っている人の口腔を清潔に保つのは非常に難しくまた危険な仕事であり、よほど熟練した看護師でないと有効にしかも安全に実施できない。実際、患者の口腔内の状態は看護ケアの質を最もよく表すもののひとつである。

　以上述べてきたところから、看護師の第一義的な責任は、患者が日常の生活のパターンを保つのを助けること、すなわち、ふつうは他者に助けてもらわなくともできる呼吸、食事、排泄、休息、睡眠や活動、身体の清潔、体温の保持、適切に衣類を着ける、等々の行動を助けることであるとわかっていただけたであろう。加えて看護師は、患者に活力を欠く無為な状態から脱け出させるような活動を与えるという援助もする。すなわち、社交、学習、レクリエーション的な仕事、また生産的な仕事などの活動である。言い換えれば看護師は、もし強い体力をもち、知識もあり、生命愛に燃えていれば、援助なしでもできるはずの健康的な養生法といったものを、患者が保持したり、つくり出したりするのを助けるのである。このように個人的な、要求の多い、しかしやりがいのあるサービスをするには、他の誰よりも看護師が一番よく教育されている。ほとんどの国において24時間サービスを、それを必要とする人々に提供しているのは看護師だけである。この理由ひとつからも、ハンディキャップとたたかう患者、あるいは死が避けられないときに厳然と死にゆく患者が"生活の流れ"（the stream of life）をもち続けるのを助けるには、看護師こそ最もふさわしい立場にあるのである。

　明確に、しかもできるだけ写実的にするため、ここではひとりの患者に関係

しての看護師の機能を記述する。これをもってして看護師は集団に対しては仕事をしないものだと思い込んでもらっては困る。なぜならば看護師によっては個人に関してよりも、集団に関して仕事をするからである。ここでは病人および身体に障害のある人を対象にした場合を中心に看護師の役割を説明したが、多くの看護師が病的状態へのサービスよりも健康増進活動のほうに多くの時間をあてていることは、すでに述べたとおりである。

❖5 看護師の役割についてのヘンダーソンのこの喩えのくだりは、コンスタンチノープルの皇帝アレクシウス1世（1118年没）の娘アンナ・コムネーナ（1083〜1148）が、父皇帝の伝記のなかで描写した患者ケアの様子とよく似ており、ギリシャの看護学者バシリキ・A・ラナラはそのことを、看護の根底を支えるキリスト教という観点から"暗示的である"と書いた。ラナラは、ヘンダーソンはアンナ・コムネーナの描写をおそらく知らないだろう、という（ラナラ，V.A.：看護の哲学と今日の看護の諸問題，インターナショナルナーシングレビュー，18（2）：63-68，1995）。なお、コムネーナの描写は以下のようであり、その周辺の史実ならびに解釈についてはルーシー・リジリー・セーマー著（小玉香津子 訳）『看護の歴史』、医学書院、1978を参照してほしい。
(p.15)

「（コンスタンチノープルの旅人の家では）私自身のこの目で、若い女性に世話される老婦人、目の見える者に導かれる盲人、他の者の足によって歩む足を失った男、他の者の手に助けられる両手を失った男、血のつながりのない者から乳をもらう親のない赤ん坊、たくましい男たちに助けられる中風患者などを見てきている。」

引用文献

1) Henderson, V.A. : The Nature of Nursing; Reflections after 25 Years, National League for Nursing, New York, 1991.
   湯槇ます，小玉香津子 訳：看護論—25年後の追記を添えて，日本看護協会出版会，1994.
2) Henderson, V. : ICN's Basic Principles of Nursing Care, Revised 2004, International Council of Nursing, 2004.

II

人間の基本的欲求および
それらと基本的看護との関係

看護が人間の基本的欲求（fundamental human needs）に根ざしていることは一般に認められよう。対象が健康人であっても病人であっても、看護師は衣食住に対する人間の免れえない欲望（desire）を念頭におかなければならない。愛と称賛、社会生活における自己の有用性と相互依存性、に対する欲望も同じように無視できない。これらの要素となる欲求は、社会学者や哲学者によって分類され是認されているが明らかに単純化されすぎており、繰り返しくつがえされてきた。文化が異なれば人間の欲求も異なった形で現れ、また各人はそれぞれなりに欲求を表現する。人間の行動については数多くの研究がなされているにもかかわらず依然として不可思議なところがあるのであって、私たちは、人間の行動を説明するための公式として人間の欲求をもち出すのではない。言われているように、これらの欲求は、人間にとっての行動の基準あるいは指針である、全能の神あるいは倫理への得心のゆく信仰に対する一般的なあこがれを、それとして明確に含んでいない。"神の恩寵を受けて"歩いていると感じることができるように、そうした信仰の命ずるところに従って生きたいと思う人間の願望、これについては、何も触れていないのである。人間の欲求に関して記述しようとするなら、ある種の動機づけはある人には強く働きかけるが別のある人にはそれほどではないこと、また同じ人間のなかでも欲求は時により強くなったり弱くなったりすること、を考慮する必要がある。例をあげれば、生殖や種の保存という自然の手段と結びついている、他人に認められたい、また愛し愛されたいと思う気持ち、これはある場合、ある人々においては生存の欲求より強い。さらに、ある欲求が他の欲求より強くその人を支配する場合の例として、男たちが、時には女たちも、衣食の"安心"を問題にしないで大胆な偉業を成し遂げてきた事実がある。芸術家が、自分の信ずる真理あるいは美をめぐる内なる指令に従って、人々の称賛をものともしない**かのように**何年も仕事に打ち込むさまも同じである。

　人間には共通の欲求があると知ることは重要であるが、それらの欲求がふたつとして同じもののない無限に多様の生活様式によって満たされるということも知らねばならない。このことは、看護師がいかに賢明でも、またいか

に一生懸命努めようとも、一人ひとりが求めることすべてを完全には理解できないし、その人の充足感に合致するように要求を満たすこともできない、ということを意味している。看護師にできるのはただ、看護師自身が考えている意味ではなく、看護を受ける**その人にとっての**意味における健康、**その人にとっての**意味における病気からの回復、**その人にとっての**意味におけるよき死、に資するようにその人が行動するのを助けることである。

　極度に他人に頼らなければならない状態、たとえば昏睡やひどく衰弱している状態にあるときのみ、看護師は何が患者にとってよいことかを患者と共にというよりは患者に**代わって**決定することが容認される。一人ひとりのための養生法も理想的にはその人の欲求から導き出される。看護師がこの理想を目指すことは重要であるが、理想を実現できないような状況に適応することを学ばねばならないこともしばしばである。加えて看護師は、他者の欲求を見極める（assess）自分の能力には限りがあるという事実を認めねばならない。たとえ非常に緊密な二人の間においても互いを完全に理解するのは不可能である。しかしそうはいうものの、自分が看護している人との間に一体感を感じることができるのは、優れた看護師の特性である。患者の"皮膚の内側に入り込む"看護師は、傾聴する耳をもっているに違いない。言葉によらないコミュニケーションを敏感に感じ、また患者が自分の感じていることをいろいろな方法で表現するのを励ましているに違いない。患者の言葉、沈黙、表情、動作、こうしたものの意味するところを絶えず分析しているのである。この分析を謙虚に行い、したがって自然で建設的な看護師―患者関係の形成を妨げないようにするのはひとつの芸術（art）である。

　看護師が患者の行動についての自分の解釈を患者と共有するならば、彼女の患者行動理解は非常に有望である。たとえば看護師は、「何か心配ごとがあるように見えますけど」とか、「痛そうですね」「怒っているようですね」などと言う。患者の言ったことを繰り返す、あるいは患者の言葉を聞いて彼の思いを看護師の言葉で表現する、などによって、患者がそれまでほとんど気づいていなかった自分の恐怖を打ち明ける気持ちになることも多い。たと

えば看護師はこのように言う。「手術を受けることよりも麻酔されて意識のなくなることのほうが心配だとおっしゃるのね?」患者はこれに答えることによって自分の直面している問題を確認できるだろう。患者と看護師の両方が問題を確認して初めてそれに取り組む態勢ができるのである。

　治療の場にこの"建設的関係"(constructive relationship)は不可欠であり、ゆえに多くの精神科医や精神科看護師は自己認識を高めるために、また他者が望みや欲求不満、恐怖、怒り、愛、その他の情動を伝達するのを助けるすべを学習するために、自分で精神分析を受ける。ここで精神分析を一般看護(general nursing)を行うための準備事項として推薦するわけではないが、思うに、看護師が自分を知ること(自分自身の情動上の問題を認識し、解決する能力をもち、また自分の長所と短所に通じていること)は、看護師に要求される機能を遂行する彼女の能力に影響を及ぼす。古代ギリシャの訓戒"自らを知れ"(Know thyself)や、ポローニアスの息子への教訓"己れに誠実なれ"([This above all:] To thine own self be true, ...)を通してのシェークスピアの助言は、"近代的"な精神科学が教えるものを多分にふまえた古典的な表現である。自らを知ることは他者を知ることの土台であり、自尊の念は他者を敬うことの基本であることは、過去においてそうであったように、今も真実であり、おそらくは未来においてもそうであろう。

　以上のように、基本的看護は人間の欲求の分析から引き出されるサービスであるという観点にたてば、それは普遍的に同一である。あらゆる人間が共通の欲求をもっているがゆえに基本的看護は同一である。が、人間は二人として同じ者はいず、各人はそれぞれ独自の様式をつくり出すようなやり方で自分の欲求を読み取るので、基本的看護は無限の変容形のあるサービスである。言い換えるならば、基本的看護は同じとみなすことのできる要素から成り立っているのであるが、その要素は各人の必要条件に応じて当然変容し、さまざまな方法で満たされるのである。

訳者による注釈

❖1 「(一番大事なことは)己れに誠実なれ、ということだ、……」(ウィリアム・シェークスピア(三神 勲，中野好夫，木下順二訳)『ハムレット』第1幕第3場，河出書房，1955)

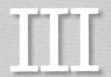

III

基本的看護ケアを行うにあたって
考慮に入れるべき
患者の状態、その他の条件

看護師が満たそうとする基本的な欲求は、患者の診断名に関係なく存在するものの、診断名によって変容する。基本的看護は、それよりいっそう大きく、昏睡、意識混濁、うつ状態、脱水、ショック、失血、運動性不能、著しい体液平衡障害、急性酸素欠乏などの症状や症候群による影響を受ける。特定の個人が必要とする看護は、その人の年齢、文化的背景、情緒のバランス、また身体的、知的な能力によって、とりわけ大きく左右される。看護師の援助を必要とする患者の欲求を判断するにあたり、看護師はこれらのすべてを考慮に入れなければならない。たとえ、二人の患者がまったく同じ病状に苦しみ（たとえば急性発熱状態）、その診断名も同じであっても（たとえば気管支肺炎）、それが赤ん坊と80歳の老人であれば、両者が必要とする看護はまったく異なる。これから腕の切断手術を受けようとしている16歳の少年に対しての基本的看護は、その子どもが遅進児であるかそれとも英才児であるかによってかなり変わってくる。またもうひとつ例をあげると、愛情深い家族の中で関心の的となっている若い母親が必要とするケアは、夫や家族に見捨てられた若い女性、特に彼女の周囲の医療職者が属する文化とは異質の文化をもつ女性が必要とするケアとまったく異なる。

　現在では、年齢や情動上の障害、あるいは意識不明、ショック、脱水、発熱などの身体状態に対応する人間の欲求について看護の教科書が次々と書かれている。

　表1は、左の欄に基本的看護の構成要素あるいは側面を載せ、次の欄には常に存在していてしかも患者が必要とするケアに影響を及ぼすような条件（年齢、感情の状態、知力、文化的および社会的状態、栄養ないし全身状態）を示し、3番目の欄には、やはり患者が必要とする看護に影響を及ぼす病理的状態ないし条件（特定の疾病とは対照的）のいくつかを載せた。

　看護教育者および指導スタッフはカリキュラムを組むにあたり、いつ、どこで、どのように、これらの看護の要素を学生が学ぶかについて合意していなければならない。すなわち、これらの要素を個々の患者にどのように適合させるかについて、また、あらゆる臨床の場にあまりにもよくみられるので無用

[表1]
一般には看護師によって満たされ、
また常時ならびに時に存在する条件によって変容する
すべての患者がもっている欲求

基本的看護の 構成要素	基本的欲求に影響を及ぼす 常在条件	基本的欲求を変容させる 病理的状態 （特定の疾病とは対照的）

以下のような機能に関して患者を助け、かつ患者がそれらを行えるような状況を用意する
❶正常に呼吸する
❷適切に飲食する
❸あらゆる排泄経路から排泄する
❹身体の位置を動かし、またよい姿勢を保持する（歩く、座る、寝る、これらのうちのあるものを他のものへ換える）
❺睡眠と休息をとる
❻適切な衣類を選び、着脱する
❼衣類の調節と環境の調整により、体温を生理的範囲内に維持する
❽身体を清潔に保ち、身だしなみを整え、皮膚を保護する
❾環境のさまざまな危険因子を避け、また他人を傷害しないようにする
❿自分の感情、欲求、恐怖あるいは"気分"を表現して他者とコミュニケーションをもつ
⓫自分の信仰に従って礼拝する
⓬達成感をもたらすような仕事をする
⓭遊び、あるいはさまざまな種類のレクリエーションに参加する
⓮"正常"な発達および健康を導くような学習をし、発見をし、あるいは好奇心を満足させる
	❶年齢：新生児、小児、青年、成人、中年、老年、臨終
	❷気質、感情の状態、一過性の気分
	  a. "ふつう"あるいは
	  b. 多幸的で活動過多
	  c. 不安、恐怖、動揺あるいはヒステリーあるいは
	  d. 憂うつで活動低下
	❸社会的ないし文化的状態：適当に友人がおり、また社会的地位も得ていて家族にも恵まれている場合、比較的孤独な場合、適応不全、貧困
	❹身体的ならびに知的能力
	  a. 標準体重
	  b. 低体重
	  c. 過体重
	  d. ふつうの知力
	  e. ふつう以下の知力
	  f. 天才的
	  g. 聴覚、視覚、平衡覚、触覚が正常
	  h. 特定の感覚の喪失
	  i. 正常な運動能力
	  j. 運動能力の喪失
		❶飢餓状態、致命的嘔吐、下痢を含む水および電解質の著しい平衡障害
		❷急性酸素欠乏状態
		❸ショック（"虚脱"と失血を含む）
		❹意識障害―気絶、昏睡、せん妄
		❺異常な体温をもたらすような温熱環境にさらされる
		❻急性発熱状態（あらゆる原因のもの）
		❼局所的外傷、創傷および/あるいは感染
		❽伝染性疾患状態
		❾手術前状態
		❿手術後状態
		⓫疾病による、あるいは治療上指示された動けない状態
		⓬持続性ないし難治性の疼痛

に繰り返し教えてしまったり、あるいは各臨床指導者がどこかで誰かが教えているだろうと思い込み結局教えずにすんでしまったりする病理的状態や条件ごとに、これらの要素をどのように変容させるかについて、合意していなければならない。

　学生が、それぞれの健康問題をもっている各人を援助する——あるいは援助しようと努める——経験を必ずできるような場を考慮することも重要である。"訓練を受けた"看護師("trained"nurse)あるいは専門職看護師(professional nurse)の歴史を振り返ると、看護学校の卒業生が病院のなかでと同様に病院の外でも有効な存在であることを目指した教育的実験がいつもなされてきたことがわかる。すべての保健医療職者が、今や新しいケアのパターンが必要なのではないかと思い始めている。すべての保健医療サービス関係の学生は、それぞれの基礎教育の一部が、地域社会のクリニック、家庭、学校、産業保健の場、また急性および慢性疾患、身体的および精神的疾患あるいは知的障害のための病院や、回復期病院、ナーシングホーム、刑罰施設などのさまざまなタイプの施設で行われるならば、いっそう思いやりのある、有益な実践家に育つであろう。

　基本的看護ケアの基準(standards)作成にかかわる人々は、その構成要素について合意していなければならず、また、患者の年齢、感情の状態、知的ならびに身体的能力、社会・文化・経済的状態、およびケアがなされる場の条件が要求するそれら要素の変化形をどこまで記述するか、その範囲を決めねばならない。もし、基準がケアの時間数で表されるのであれば、その他の条件が同じであるとすると、90歳の老人は青年に比べてより多くの"基本的看護ケア"を必要とし、知恵の遅れている人は正常な人よりも、目の見えない人は見える人よりも、心がふさいでいて沈んだ気持ちでいる人は満足している人よりも多く、という具合に基本的看護を必要とするのは明らかである。加えて、たとえば発熱とか意識不明、あるいは持続する疼痛といったよくある病理的状態に対応するためには不可欠の変化形を基本的看護は含むのかそれとも含まないのかも決めておかねばならない。それら病理的状態はいず

れも患者が必要とする看護師の援助の種類と量を決定するからである。

　1日のケア時間数は看護の最も一般的で単純な量的測定値であるが、これは基準としては有用性が低い。ケアの質は、看護職員が1時間ケアをしようと、2時間しようと、あるいは3時間、4時間、5時間しようと、つまり使った時間数がどうであれ、彼女らの受けた教育および生来の資質に徹底的に左右される。そこで、"基本的看護"の基準を定めるにあたっては、高度の教育を受けた看護師が十分に注意を向ける必要のある状況とそれほど注意を向けなくてもよい状況とについて、少なくとも参考となる指針ぐらいは示すべきである。と同時に、看護能力を大いに必要とするケア側面と、さほど必要としないケア側面とを見分けておくべきである。患者の身体面のケアを比較的教育の低い看護師にまわすことの危険は二重である。まず、そうした看護師が患者の欲求を見極めそこなうかもしれない。が、より重大なことは、高度の教育を受けた看護師が、患者の身体面のケアをしながらその欲求を見極める機会を奪われてしまい、しかも患者の欲求を見極める別の機会をみつけられないかもしれない、ということである。これと関連してであるが、何か具体的なサービスをすることができるならば、他者の精神的な支えとなる役割をとるのは誰にとっても比較的容易であるということも指摘しておくべきであろう。看護師と患者との間の身体的接触の価値は、特にその行為の効果が気持ちのよいものであるなら、みくびるべきではない。

　上記の論旨は、基本的看護ケアを記述するのがなぜ難しいのか、特に質的な言い方で記述するのがなぜ難しいのか、その理由を暗に含んでいる。以下は一般的なことを書いたのであり、年齢、健康状態、文化などによる基本的看護の変容については触れていない。ごくふつうの病理学的状態が要求する変容についても記さなかった。ケアの変容ということは、看護をひとつの芸術にする創造的要素である。看護の基本的技術あるいは何かの芸術の構成要素は記述できるが、何にせよ芸術の達成には芸術家がそれらの構成要素を独自の組み合わせで巧みに扱うことが求められる。それと同じで、患者一人ひとりのケア計画はそれぞれ異なっていなければならない。グッ

ドリッチ先生は看護の発達における次のような3段階について語っている。すなわち、情緒の段階、技術の段階、そして創造の段階である。おそらく看護師各人はこの3つの段階を自分の職業人生のうえにも感じ取ることができるだろう。まだ若い看護学生の頃、彼女は自分の患者に対してもっぱら情緒的に反応することはできよう。その彼女が技術を身につけていくにつれて、自分の学習した技術を使って患者を助けようとする反応を示すようになる。そして最後に、基本的技術にある程度熟達したところで、彼女は自分の情緒的ならびに技術的反応をひとつの創造的なサービスのなかで自由自在に活用できるのである。

基本的看護ケアのための計画

　効果的な看護ケアはすべてある程度計画されたものである。書面の計画を立てる者は、その患者の療養法が入院している病院の日課になじむようにつくられていない場合は、**何としてでも彼の個別の欲求を考慮に入れる**。家庭にいる患者のための計画は、その家族の他のメンバーの欲求の影響を受ける。書面の計画は、その患者を看護する人すべてに、ケアがどんな順序でなされるかを知らせる。しかしながら、患者の幸せのためには、計画は一時的ないしは継続的に修正される必要があろう。あれこれの変更が出てきたら、計画は書き改められねばならない。たとえば大きな手術の前後などには毎日の修正が必要となろう。一方、慢性の心臓病患者などについては、週に1回修正すればよいかもしれない。用紙のなかに患者の毎日の行動を記録する欄が用意されていれば、看護師が患者を観察したり援助したりするとき（あるいは患者の能動的な参加なしにケアを行うとき）、計画用紙が同時に記録としての役目も果たす。このやり方は、いわゆる看護記録、看護日誌の類[1]をつける時間を大いに減らしてくれる。

　患者が家庭で療養している場合には、家族が看護時間の一部を受けもつ

ことになろう。あるいは患者が一人暮らしであればセルフケアをするだろう。いずれの場合も、看護師による指導ということがケア計画の最も重要な要素となるはずである。リハビリテーションは患者が何らかのセルフケアをできるようになり次第開始すべきであるので、指導はほとんどすべてのケア計画に含まれる要素である。

　ところで看護ケアは常に医師の治療計画を包み込んで、あるいは治療計画に合わせてなされる。理想的には治療計画が患者の日常の習慣を考慮に入れて、彼の食べたり、排泄したり、眠ったりなどの決まった時間を、やむをえない場合以外は変えないようにしたい。**表2**に示す仮定の看護計画は、床上安静を指示されている患者の基本的看護の構成要素すべてを含む。

　午後7時から午前6時30分までの時間帯についても、同様の計画を作成することができよう。

原著の注釈

◉1　この種の記録システムについては、Harmer, B., Henderson, V. : Textbook of the Principles and Practice of Nursing, 5th ed., p.85, p.509, The Macmillan Company, New York, 1955（訳注：ICN編では、ヘンダーソンとナイトによる同書第6版［p.13 原著の注釈◉1参照］のp.564–593、p.329–375）および表2を参照してほしい。

[表2]
1日の大部分を床上安静で過ごす
青年期男子の看護計画*

時間	1957年4月						看護ケア	ケアを行う人のための備考
	1	2	3	4	5	6		
7:30							排便のため便所へ行くのを許可するが、それ以外はベッド上で尿器を使わせる	付き添いが患者を助けて便所へ行くのを、および、患者がベルを押して付き添いを呼び、また付き添いが尿器を空けてくるのを、確認する
8:00							朝食に備えて、患者は自分で手と顔を洗い、歯を磨くことができる。新しい飲み水を用意する	水分摂取の重要さを患者に説明してある
8:30							朝食（普通食）（高ビタミン食）	患者を励まして2,000ccほど水分をとらせ、その摂取量を記録させる
9:00							清拭と髭剃り。患者が手を下してもよいが、疲れない程度にとどめる	患者に、どんな感じであるかをできるだけ話させるようにし、また、どうしてほしいかも言えるように働きかける
9:30							皮膚に何らかの変化が認められたら記録・報告	図書室の司書および作業療法士に、定期的に患者のそばへまわってくるよう依頼してある
10:00							見舞客、読書、ラジオ、郵便物を読む、手紙を書く、クロスワード・パズル	家族、友人、牧師が今までに患者を見舞っている。一度に二人以上の見舞客を入れないようにする
10:30							ほしがったならば栄養ある飲料を	便秘気味であれば、プルーンのジュースを選ぶようにしむける
11:00								体型に合わせて調節自在のバックレストで身体を支える
11:30								坐位をとっている間、よい姿勢をとるようにしむける（弱っているため、あるいは習慣のため、すべり落ちる傾向あり）
12:00							1時間、ベッドから出て椅子に掛けさせる	フランネルの上衣をはおる。椅子に掛けて昼食をとる間、患者が寒くないように注意する
12:30							昼食	お互いに訪問客がいなければ、隣の部屋の患者と一緒に昼食をとるのを好む

時間	1957年4月						看護ケア	ケアを行う人のための備考
	1	2	3	4	5	6		
13:30 14:00 14:30							休息、午睡	部屋を薄暗くし、窓を開け、ドアに「睡眠中」のサインを出す。胸郭を広げ、背骨を伸ばし、臥位をたびたび変えるよう励ます
15:00							見舞客。前記のようなレクリエーションのうち、好きなものを	家族か友人のうちの適当な人に、患者が本を読んでもらったり、一緒にパズルをしたりするのを喜ぶことを伝える
15:30 16:00 16:30 17:00							冷水か、もしほしがったらその他の滋養飲料を与える	このときも便秘気味ならばプルーンのジュースを飲むように勧める
17:30							1時間、ベッドから出て椅子に掛けさせる	
18:00							夕食	食欲はかなりよい。飲食の明細をメモし、不適当と思われる摂取については報告
18:30								看護記録にもとづいて1日の経過の大要を引き継ぎする

❖ この計画は、病院の個室の場合を想定しているので、大部屋の場合、また家庭の場合は若干の変更を必要とするだろう。重点は基本的看護ケアにおいてある。医師の立てる治療計画の制限内にとどまる限り、これは看護師が主体的に計画できるものである。看護師が自分では決められない（訳注：ICN編では"看護師が自分では決められない"は削除されている）与薬や処置はここでは省いたが、実際にはそれらについても適切な場所に記載することになる。

IV

基本的看護の構成要素

1……患者の呼吸を助ける
2……患者の飲食を助ける
3……患者の排泄を助ける
4……歩行時および坐位、臥位に際して患者が望ましい姿勢を保持するよう助ける。また患者がひとつの体位からほかの体位へと身体を動かすのを助ける
5……患者の休息と睡眠を助ける
6……患者が衣類を選択し、着たり脱いだりするのを助ける
7……患者が体温を正常範囲内に保つのを助ける
8……患者が身体を清潔に保ち、身だしなみよく、また皮膚を保護するのを助ける
9……患者が環境の危険を避けるのを助ける。また感染や暴力など、特定の患者がもたらすかもしれない危険から他の者を守る
10…患者が他者に意思を伝達し、自分の欲求や気持ちを表現するのを助ける
11…患者が自分の信仰を実践する、あるいは自分の善悪の考え方に従って行動するのを助ける
12…患者の生産的な活動あるいは職業を助ける
13…患者のレクリエーション活動を助ける
14…患者が学習するのを助ける

1 ⸺ Helping the patient with respiration

2 ⸺ Helping the patient with eating and drinking

3 ⸺ Helping the patient with elimination

4 ⸺ Helping the patient maintain desirable posture in walking, sitting, and lying; and helping him with moving from one position to another

5 ⸺ Helping the patient rest and sleep

6 ⸺ Helping the patient with selection of clothing, with dressing and undressing

7 ⸺ Helping the patient maintain body temperature within normal range

8 ⸺ Helping the patient keep body clean and well groomed and protect integument

9 ⸺ Helping the patient avoid dangers in the environment; and protecting others from any potential danger from the patient, such as infection or violence

10 ⸺ Helping the patient communicate with others — to express his needs and feelings

11 ⸺ Helping the patient practice his religion or conform to his concept of right and wrong

12 ⸺ Helping the patient with work, or productive occupation

13 ⸺ Helping the patient with recreational activities

14 ⸺ Helping the patient learn

1 患者の呼吸を助ける

　私たちの生命がガス交換によって保たれていることは誰でも知っているが、それではその呼吸のありようが健康の質にどれほど影響を与えるかとなるとほとんどの人がわかっていない。酸素室に入った患者は多幸ないし意気揚々の感じを経験するようだということが知られており、またため息や空気飢餓はうつ状態の一般的な症状である。看護師が呼吸のありようを正確に観察することは非常に重要である。望みうる最善の胸郭拡張とすべての呼吸筋の自在な活用とを促すような立位、坐位、臥位を患者に実演してみせ、その効果について説明しなければならない。そのような姿勢をとるには援助の必要な患者がいれば、利用可能な最善のベッドや椅子を選んだり、正常な呼吸を促進するような体位を保持するために枕、パッドの類、毛布を巻いたものなどを活用したりするのは看護師の責任である。患者やその家族にこのようなことのやり方を教えることも、状況によっては同様に、あるいはそれ以上に重要である。

　不十分なガス交換は、情緒的なストレスのある場合、および悪い姿勢以外にも種々の条件下でみられる。看護師は患者の気道に閉塞の兆候がないかどうかに注意していなければならず、またある状況下においてはエアウェイを挿入したり、吸引や体位性排液をただちに行ったりができなければならない（素人が救急的に気管切開術を行って生命を救った事例がいくつもある）。呼吸の停止ほど生命を脅かすものはないのであるから、そうした状態を起こしやすい患者は、その原因、どうしたらそれを緩和できるか、またできることならどうすればそれを予防できるかを、学ぶべきである。そのような患者に対したとき、看護師は一人ひとりに応じた学習計画を医師と一緒に立て、医師の責任のとり方次第で患者教育責任のほとんど、あるいはごく一部を受け持つ。

　すべての医療従事者および患者、それに患者を訪ねてくる見舞客は、酸素やその他のガスの取り扱いについて原則的なことを知っていてほしい。と

いうのは、ガス類の使用に際しては環境上の危険があるからである。

　病院はガス類の管理を監督する専門家をもつべきである。看護師である場合もそうでない場合もあるだろう。それら専門家を昼夜を問わず活用できる必要がある。理想的には看護師は誰でも、日常用いられている機器を操作することができ、また患者が吸っている混合ガスのサンプルを分析して、行われている処置の効果を試験できるとよい。患者が専門家の観察下に置かれていない場合は、自分に処方された特定の方法を患者自身が理解していることが**きわめて重要**である。退院しても、たとえば酸素マスク[*1]を使うなどの酸素療法を続けなければならないことがある。通常は病院の看護師や地域の訪問看護師が、そうした処置の仕方について患者や家族に教える責任を負う。

　すべての看護師が人工呼吸をできねばならず、またその救命法と同時に心臓蘇生術を行えねばならない。現在は救急車の乗員や浜辺の監視員、国によっては警察官が、死に瀕した患者を病院に運び込むまで生かしておく方法を学習している。看護師はもちろん呼吸機械を操作できねばならない。役割の一部として、呼吸機械の構造および操作の原理を患者に教えることもできねばならない。患者が呼吸機械を使っている状態に適応するのを助けるのは、ほかのどの職種でもなく看護師である。

　工業化された過密な地域社会では大気汚染が大問題である。看護師は保健医療従事者として、汚染を制御するプログラムに参加し、時にはそれを主導しなければならない。屋内空気の調整はかつては呼吸器疾患の治療における重大な因子と考えられていた。現在はエアコンディショニングが主として安楽をもたらす手段として認められている。と同時にこれは、患者が空気中の粒子に対してアレルギーである場合、空気が非常に汚染されている場合、あるいはまた温度が健康を脅かす場合には、治療法でもある。[*2]

訳者による注釈

❖1　ICN編では"鼻腔カニューレ"。
❖2　ICN編ではこの段落は全文削除。

今日、室内空気の調整はかつてのようには重要ではないと思われているが、安楽のためのエアコンディショニングはますます行きわたり、アレルギーの治療における基本的要件となっている。看護師は環境の温度、相対湿度、**不愉快な臭気を含め**空気中の刺激性物質の存在に絶えず注意をはらうべきである。エアコンディショニングの設備がない場合は、自然換気と清掃とにより、たいていの場所で健康的な心地よい空気環境を提供することができる。実際、窓やドアが開いているのを確認しない限り不快であるという人もいるのである。

2 患者の飲食を助ける

　看護教育課程には栄養についての学習以上に重要な科目はない。『飢餓の地理』や『われわれは食物によって決定される』などの書名は、栄養が存亡の危急に通じる問題であることを暗示している。病院に入院している患者にこそ医師が食餌を処方するが、学校や工場、また家庭においては、そこで活動する看護師が、栄養に関する助言を医師から[*1]ほとんど、あるいはまったく受ける機会がない人々に日々働きかけている。いや、医師や栄養士を活用できる病院のなかでさえ、四六時中患者と共にいて、患者の食べたり飲んだりを最もよく力づけることができるのは看護師である。患者の食物の好みを知り、患者の不適切な食餌摂取を観察し、報告する機会を誰よりももっているのは看護師である。

　看護師は身長、体重の標準について、必要栄養量や食品の選択と調理について、助言できねばならない。この種の助言は母親たちにとって特に必要であり、多々ある保健師活動のなかでも子どもの食行動を扱った指導ほど喜ばれるものはない。

　保健教育は対象となる家族の文化的ならびに社会的背景を考慮に入れてはじめて成功すると一般に認められている。効果をあげるためには、看護師は食習慣、嗜好、タブーの類をよく知らねばならない。食事に関する心理について直観的ないし習得性の知識ももっていなければならず、食の発達上の重要性についても理解していなければならない。ところによっては、入院患者が属する民族の道徳観からくる食事上の欲求を満たすにはどうすればよいかを文化的背景の異なる病院職員が一朝一夕には理解できない場合、その患者の食物を家族が運んできたり、また家族が病院に来て患者のための

訳者による注釈

❖1　ICN編では"医師から"は削除。

調理をしたりするのを許している。

　静脈内栄養注射および経管栄養法の改良は多くの生命を救ってきたが、このふたつの方法はある程度の危険と苦痛とを伴う。しかし、そもそも食事には危険などまったくないばかりか、一般には"楽しみ"のひとつである。患者のためのよく調理された食物が手に入るのであれば、有能な看護師を適当数そろえることによって、病院で広く行われている非経口的栄養摂取の頻度を大幅に減らすべきである。医師の食餌"指示"を有資格の病院栄養士や調理士に伝達するのはふつう看護師の責任である。多くの施設また家庭がそうであるように、患者の食物を調理する人々が訓練を受けていない場合は、看護師が彼らにどういう食物が必要なのかを説明したり、材料の準備を手伝ったり、時には実際に患者の食事を調理したりする。

　看護師はほかのどの職種よりも患者のそばにいる時間が長いから、患者の食べ物や飲み物の好みをとらえ、また患者の健康的な食習慣を最大限に利用し、非健康的な習慣をやめさせるのに最適の立場にある。栄養士が患者のベッドまで出向いてきて、その日のメニューのなかから患者に好きなものを選んでもらう場合は、看護師のこの責任は栄養士と分担される。

　患者が健康時の自分の食事の仕方そのままで食べられるようになっていれば、身体的に安楽で情緒的にもストレスがなければ、また食事が食欲をそそるように美的に（患者の基準で）用意されていれば、これらの条件のどれかあるいは全部が欠ける場合よりも彼の食事は進むに違いない。これらの条件を整えるのは基本的看護ケアの一部である。

　重症患者や身体障害者は往々にして自分ひとりで食事ができない。そのような場合、看護師は自分が食べさせたり、あるいは家族や友人、適任のボランティアが食べさせるように手配したりする。しかしながら、食べさせてもらうこと、および病人や身体障害者に食べさせること、これは心理学的に難しいことである、と覚えておかねばならない。誰もが患者の食事の時を楽しいひとときにすることができると決めてかかってはならない。そして、食事が楽しいことでなければ、自分に食べさせてくれる人が喜んでしてくれていると患

者が感じるのでなければ、患者は早くすませてしまおうとして食物をうのみにしたり、もっと食べなければならないのに、また実際ほしいのに食べるのをやめたりしがちである。食べさせる人、食べさせてもらう人、両方が気持ちよくありたい。食べさせる人はなるべくなら腰をおろし、食膳は患者と看護師の両方からよく見える場所に置くのがよいだろう。もうひとつ、患者に食べさせるにあたって覚えておくべきは、患者が自分でできることは自分でやり、できる限り早く自立を取り戻すようにしむけるということである。これを成し遂げるには、しかもそれでいて患者に自分が必要としている援助をこの人は喜んで提供してくれていると感じさせるためには、創意工夫と患者への心からの関心が必要である。また患者のリハビリテーションを一貫したものとするためには、毎日、毎回、同じ人が食べさせるのが好ましい。

　歩行および"床上安静の危険"(the dangers of bed rest)の強調は、病人や障害者に対する食事サービスのあり方を変えつつある。食堂まで歩ける患者、松葉杖や車椅子を使って、あるいはたとえストレッチャーに乗ってでも食堂に行ける患者は、一般的にはそうするほうが彼のためによい。病院のカフェテリアへ行くように勧めたい患者はたくさんいる。彼らはそこで自分が"生活の流れ"にのっていると感じることができ、またいろいろと食物を選べるという点で有利になる。こうした自由は、"監禁されている感じ"や、"健康人から隔離されているような感じ"をやわらげる一助となる。少なくともそこには変化があり、友をみつける機会がある。同じように、家庭で療養している患者は、プライバシーや安静の必要がなくなり次第、家族と共に食卓につくようにしむけるべきである。

　どのような方法で患者が食べているにせよ、看護師は彼の食欲および摂取の妥当性を常に見極めている責任がある。医師による食餌処方の変更、たとえば非経口的摂取法に切り替える、それを終了する、などは看護師の観察と報告を頼りにしてなされる。

　ある種の状態のもとではどうしても非経口的食餌摂取でなければならない場合がある。それゆえ、専門職看護師は、口あるいは鼻を通して胃にチュー

ブを入れることができねばならない。また、あらゆる年齢の人に対して完全な食餌を供するような経管栄養法の処方について知識をもち、どこでそれが手に入るか、またどのようにそれを調合するかを知っていなければならない。

　処方された経静脈栄養（すなわち静脈に針を入れること）を専門職看護師が行うべきであるかどうかについては、まだ広く意見の一致をみていない。しかし国によってはごくあたりまえに看護師が行っている。*2 あらゆる看護職員が、また患者さえもが、静脈内注入療法の原理について教えられていて、液が全部入りきってしまわないうちに、あるいは何かがうまくいっていない場合に、管を止めることを知っているのである。

　兵士たちは戦場で傷ついた仲間に生命を救う水分を与えるやり方を救急法として教えられる。しかしながら、静脈内注入は必ず危険を伴う処置であり、術者が知識をたくさんもてばもつほど、また熟練していればいるほど、危険は少なくなる。

　過去の基本的看護ケアには滋養浣腸も入っていたが、大腸の栄養吸収能力、および注入された水分でさえどれほど吸収されているかが疑問となった今では、看護師がこの処置の実施を求められることはほとんどない。しかしながら、看護師はこの処置の原理を理解していなければならず、もし医師が滋養浣腸を指示したならば保留浣腸（多くの看護師が学習ずみである）の手順を適切に応用できねばならない。*3

　基本的な自由のひとつ——空腹になったら食べる自由を失った患者は、病気の間に欲求不満になることがある。病院給食は朝が8時、夕食が5時といった具合に運ばれるが、時間的に平等に配分されている朝昼晩の食事に慣れている人にはこれがつらい。看護師は、患者にとって有害ないし無用の苦痛である病院慣例のあれこれを破る手だてを見出すべきであり、また慣例を変えることができないときには、それらの悪影響がなるべく少なくてすむように努力すべきである。

　施設に栄養士がいる場合、看護師は患者が栄養上の必要を満たすのを助けるにあたり、彼女と密接に連絡をとりあって仕事することはいうまでもな

い。患者が病院なりナーシングホームなりを退院する前に、彼の家庭の状況では適切な栄養補給が可能かどうかを施設の職員が調べておく。地域社会によっては、病人のために調理をするホームヘルパーを派遣したり、場所により"移動食堂"などと呼んでいる車を使った仕出しサービス（catering service）を実施したりしている。

❖2　ICN編ではこの2文は削除され、"看護師が経静脈的な輸液、与薬、栄養注入を開始ならびに維持するのはめずらしいことではない"の1文が入る。

❖3　ICN編ではこの段落は全文削除。代わりに"現在の基本的看護には、食塩ひとつまみ（1グラム）と砂糖茶さじ1杯（4グラム）を水1リットルに入れる経口補水液（ORS; oral rehidration solution）の調合が含まれる。下痢が止まるまでこの液を与えるのが経口補水療法（ORT; oral rehidration therapy）である。時に医師が滋養浣腸を処方するが、その場合は保留浣腸と同じやり方で注入する。"が入る。

3 患者の排泄を助ける

　看護師は排泄の機序、および排尿、排便の間隔の"正常"（normal）な範囲について知っていなければならない。発汗や蒸泄との関係における"正常"、肺からの排泄や月経についてもそれらの"正常"とはどのようなものであるかを知っていなければならない。排泄物の外見によって排泄機能を判断できることが重要である。また排泄物の各種正常値をよく知っていれば、検査室からの報告書を理解力をもって読み、それに従って患者の欲求を解釈することができよう。たとえば、検査室からの報告書を見て患者の尿が非常に濃縮されているとすれば、その患者は、他のルートから水分を失っているのでない限り、水分摂取量が不適切なのである。また、臭いや外観によって、患者の排泄物がはなはだしく異常であり、医師が直接調べる必要がある、といった判断もできねばならない。血便や血性吐物等のはっきりとした異常に際してはただちに医師を呼び、救急処置を求める。基本的看護には、医師の指示により、診断の目的であらゆる体腔からの排泄物を採取すること、および検査室での分析に用いる標本を用意することが含まれる。

　ところで排泄することは食べることと同様に感情と切っても切れない関係にある。何らかのストレスがあると頻尿、下痢あるいは便秘が起こりやすい。不安のある人が1時間おきに尿意を覚え、しかも泌尿器系には何ら器質的障害はないということがある。うつ状態の患者が何日も便通がなかったりもする。急性アルコール中毒などのように活動低下の状態では直腸に宿便が生じやすい。宿便は取り除くのが痛く、また時間を要するので予防すべき事態である。

　医療関係者は社会的タブーの数々を考慮に入れる必要がある。というのは、解剖的に性器が排泄器に隣接していることが排泄を複雑なものにしているからである。またひとつには、排尿、排便、月経などは礼をわきまえた話題ではないため、ふつうの人々はそれらについて正しく知っておらず、それゆ

えに、それらについて異性の医療関係者と話すのをためらいがちである。であるから、女性の看護師は女性の患者が恥ずかしくて男性の医師に話せないことを彼女に話すようにしむけ、一方男性の看護師は男性の患者が女性医師に話しにくいことを彼に話すようにしむけるべきである。いずれの場合も看護師の観察が彼女のケア行為を導き、また看護師の報告が医師その他の医療関係者に患者の排泄の正常、異常を知らせるようでありたい。

　排便、排尿の際のプライバシーと身体的安楽とはその人の年齢および習慣が求めるところに従って与えられるべきであろう。可能な限り、正常な排泄を促す自然な姿勢をとるようにしむける。両脚を曲げた体位で便器を使うときは、たいていの患者の場合、ベッドの頭のほうを高くできるはずである。

　車椅子に取りつけた便器は、離床できるようになった患者が便器の代わりに使用できる。しかし、やはり、患者を車椅子に乗せてトイレへ連れて行くほうがよい。便器の上に置くことができるような車椅子も今はつくられている。家庭においては、ふつうの肘掛け椅子を便器につくり変えることもできる。重症の患者の場合も、なかば横になった姿勢で排便に努めるよりは便器に腰掛けるほうがはるかに力みが少なくてすむ。現在は、終日ベッドに寝たきりを勧められている患者は少なく、大部分の患者は、入院生活中、"トイレ行きの特典"（bathroom privileges）を与えられているのだが、多くの病院は設備が不十分である。看護師は利用できる限りの設備を最大限に使うべきであるが、患者の欲求の変化を解釈したり、環境改善のためにできるだけのことをしたりするのは看護師の役割の一部である。この場合は、体力の弱っている人や身体障害者のために設計されたトイレをもっと増やすことに努めるべきである。

　乳児や失禁状態にある子どもや成人、の看護に際しては、患者の皮膚が刺激されないよう保護すること、また衣類や寝具の汚染を防ぐことが求められる。使い捨てのおむつ（乳児用および成人用）やベッド・パッドがどんどん使われるようになってきている。乳児のトイレット・トレーニングの様子や排泄に関する成人のリハビリテーションの有効性は、看護の質を判断する評価基準とし

て十分機能する。よい排泄習慣の形成ということを無視すると子どもの一般的健康はそこなわれるとはいえ、母親や看護師があまりにも排泄を重視しすぎると、知らない間に幼児を情緒上の不具にしてしまうことがある。

　過度の発汗がある場合、皮膚の手当て、気持ちよさの提供、臭気の調整、寒冷からの予防等が、手助けを要する患者の問題となる。過度の発汗および過度の乾燥の認められる皮膚は、医師が処方を出すかもしれないが、通常は看護師が手当てすべき状態である。

　排泄物は独特の、また強い臭気をもつので、ひとりで排泄ができず、排泄物もただちに始末のできない患者は、自分でも恥ずかしく当惑するし、まわりの人にも不快を与える。看護師としてはそのような事態をまったくなくすことは無理としても、こうした問題を最小限に減らすように努める。すべての生体排泄物に他者が接触しないように患者がふるまうのを助け、そのための設備や器具を整えるのも看護師の役割である。排泄物を即座に取り除き、器物を清潔にすることが第一に重要である。場合によってはエアコンディショニング、消毒剤、脱臭剤などが必要となろう。腸内感染症や寄生虫病の流行している地域では、排泄物の処理は主要な公衆衛生手段である。看護師はこの問題をめぐる保健教育プログラムで重要な役割を果たす。

4 歩行時および坐位、臥位に際して患者が望ましい姿勢を保持するよう助ける。また患者がひとつの体位からほかの体位へと身体を動かすのを助ける

　基本的看護のなかのボディメカニックスの重要性は、近年各方面で強調されつつある。その方面のスペシャリスト看護師✢1（nurse specialist）、整形外科医、理学療法士は、疾病にかかっている間に起こる変形や機能不全から患者を守るのと同様、動いたり物を持ち上げたりするときの看護師自身の身体の運びを適切にして、看護師が自分を守ることにも力を入れている。有能な看護師の手にかかると一般的な患者が、歩いたり、立ったり、座ったり、眠ったりするときの姿勢についてそれまでよりもずっと多く知ることができるのではないか、とさらなる希望ももてよう。姿勢や動作にはその人の気分や生活態度が反映される。精神科の看護師は患者の回復あるいは悪化を示す姿勢や動作の変化に敏感である。悪い姿勢は重要諸器官を押し寄せて圧迫をもたらし、最善の健康状態を危うくする。

　基本的看護によって、患者がよい姿勢とはどのようなものかを理解できるようになったら、そのよい姿勢をとれるようなベッドや寝具、椅子などを患者に提供する必要がある。看護師はバランス、整肢、支持などの原理に通じていなければならない。ベッド上でとりうるすべての体位、すなわち側臥位、仰臥位、腹臥位、坐位について、よい整肢と支持のある状態に人体を置くことが

訳者による注釈

✢1　アメリカ看護師協会によれば、ある特定領域の知識およびどれかひとつの臨床領域の実践のエキスパートとなった看護師。臨床専門分野の課程をもつ大学院で、指導監督下の実践を含む学習をして学位を取得し、看護職能団体による専攻分野資格証明の基準を満たす者。アメリカでは1960年代に、臨床看護のスペシャリスト教育が大学院に組み込まれた。『看護はいま：ANAの社会政策声明』、日本看護協会出版会、1998、を参照してほしい。

できねばならない。かつてはずっとベッドに寝たきりであったであろう重症患者に、一部の医師が椅子に掛けてもよいという指示を出す現在、看護師は椅子に掛けている人を支持することやそのような患者の体位変換をすることができねばならない。長時間にわたってじっと横たわっているのは老人の場合は特に危険である。看護師は患者の体位を変える自分を助けてくれる誰かを教えることもできねばならず、最終的には患者がしかるべき時点で、神経運動系の自立を進めていけるように援助できねばならない。

体位変換や患者を持ち上げるときのシーツの使い方および人体を動かすための各種機械装置にもよく通じていることが望ましい。地域社会で働く看護師は患者を運搬するのにどんな人たちが役立ってくれるか、また病人を連れて移動するときや病人およびその家族に移動について教えるときにそれらの人たちをどう使うか、を心得ていなければならない。

患者がひとつの姿勢で長時間いすぎることのないよう見守るのは看護師の責任である。健康な人は眠っている間も頻繁に動き、起きているときは何分間と静止することはほとんどない。しかしながら、動けない患者、意識障害者あるいは麻酔を受けた患者はこれができない。このような事例では、看護師が毎時間その体位を変えねばならない。

頻繁な体位変換と身体の清潔保持による寝たきり患者の褥瘡予防は、患者になされた看護ケアの質をはかる一般的な基準である。たいていの患者は、椅子に掛けさせてもらったり、助けてもらって日に何歩かずつでも歩行したり、その他の形で寝たきりの状態から解放されるが、ごく少数ながらこの自由のない病人や障害者がいる。自分の価値を理解している看護師は、褥瘡のできやすい人のために振動ベッドやストライカー、フォスター等のフレーム・ベッド、その他の機械設備を使えるようあらゆる努力をするはずである。

ボディメカニックスに関する一段と難しい問題を解決するにあたっては、理学療法士と共に仕事を進めることができれば看護師の重荷は軽くなる。そうした専門家を利用できる場合には、看護師は、患者が続けて行っていくのを自分が助けるようなプログラムを率先して作成できよう。患者が施設から退

院する際は、帰っていく家庭の条件にあわせて患者が自分の身体を動かすことができるということを確認しなければならない。リハビリテーションはしばしば、患者が勤務先との往復ができるようにすることを含む。

5　患者の休息と睡眠を助ける

　休養や睡眠はひとつには筋肉が緊張から解放されたとき得られるから、前項で述べたようによいボディメカニックスを知っている看護師は、患者が安息、安眠するのを助ける基礎的な力をもっている。しかしそれはほんの出発点にすぎない。
　眠りは今もって生命の不思議のひとつである。一般の人々はそれを当たり前のこととしているが、ひとたび、どこかが痛いとか、何か不幸なことがあったとか——これは精神の緊張を伴う——あるいはどうしても眠らないで起きていなければならない、などのことがあると、自分の自由にできない睡眠というものに思い至るのである。休息できない、眠れないということは、病気の随伴症状である場合もあるが、病気の原因のひとつでもある。精神科医、一般開業医、看護師、その他のヘルスワーカー、加えて医療畑以外のさまざまな人たちまでが、今やストレスの影響を追求しつつある。ストレスに関するシンポジウムで繰り返し強調されるのは、ストレスあるいは緊張は正常な一状態であり、人間の創造的な活動に必ず伴うものであるということである。ストレスは、どうにもコントロールできない場合、また休息や睡眠などの適当なリラクセーションの期間をとってもほぐれない場合に、はじめて病理的な意味をもってくる。
　睡眠薬への過度の依存は、多くの人々にとって、ストレスや緊張のコントロールができない状態への入り口となる。看護師は、あらゆる医学者、社会学者を奮起させているこの問題の解決法を患者に示すことができねばならない、などとは言うも愚かなことのようである。しかしながら、看護師がストレスを研究する人々に加わって当然である。機会が与えられれば、与薬に頼る前に、これまでに知られている休息や睡眠を誘うさまざまな方法を看護師が使ってみることができよう。
　病気の間に催眠薬や麻薬を使ったのがきっかけで薬物中毒になる場合

がある。それらの薬物は疼痛や不眠から解放されるための簡単にして速効性のある手段なので、患者は(そして看護師も)往々にして無分別についそれを使ってしまう。たとえばある種のがんなどで疼痛が不可避であるような患者のターミナルケアのエキスパートは、麻薬を患者の要求に応じてそのつど与えるよりも、一定の間隔で定期的に適当量を投与するほうがよいと考えている。❖1
痛みの再発を恐れてだんだん短い間隔で麻薬を要求するようになり、やがて本当の中毒になってしまう患者にとっては、そのような方法のほうが心理的な損傷が少ない。❖2 看護師には催眠薬や麻酔の必要を減らすために自発的にできることがたくさんある。その日1日をいつになく愉快にすること何でもが、健康感を高めること何でもが、1日の終わりによき1日であったと思わせるようなこと何でもが、人の自然な眠りの可能性を高める。

　人をいらいらさせるような刺激、たとえば不快な物音、臭い、光景などを取り除くことも入眠を助ける。空腹の緩和もそうである。就寝時に心をわき立たせることは、楽しい興奮であっても禁物である。静かでリズミカルな音、静かに揺する、またマッサージも眠りを誘う。音楽で眠りを促すこともできる。よく選べばある種の読み物も眠りを誘う。読み物が、不眠の原因となっている問題から気持ちをほかへそらすからである。誰かが触れていてくれる、あるいはその人がそこにいてくれるのがわかる、これはめったにひとりの淋しさやホームシックを認めない大人の患者をさえ安らかにさせる。日暮れ時には誰でも家族や友だちと共にいたいという願いをもっている。これをひとつの理由にして、病院のなかには患者にデイケアを提供し、夜は患者は家に帰って自分のベッドで眠る、といった方法をとっているところもある。若い、それも孤独な患者のケアにあたっては特に、夜分おそわれやすいホームシックに打ち勝つ方法を看護師がみつけねばならない。顔や手を拭く、歯を磨く、髪をと

訳者による注釈

❖1　ICN編では"適当量を一定の間隔で定期的にまた患者の要求に応じて投与するのがよいと考えている。"

❖2　ICN編ではこの1文削除。

かす、寝具が具合よく掛け物もちょうどよいかどうかみる、などの世話は、しばしば多くの病院にみられるように午後の時間にするのではなく、入眠の準備のときにすべきである。見舞客が帰り、患者がひとりもの思いにふけるときに高まる緊張をほぐすには、就寝時の看護師の訪室と人間的なタッチが絶大な効果をあげる。

6 患者が衣類を選択し、着たり脱いだりするのを助ける

　衣生活に関しては多くの意義ある研究がすでになされている。社会学者は衣生活の心理学的意義を研究し、生理学者は、寒暑の環境に対して保護的に機能する衣類の特性を研究してきた。看護師はこのような研究の成果について何程か知っているべきである。

　よき母親は、自分の子どもが清潔でよく似合う衣服を着け、着るのを楽しんでいるように気を配る。また、子どもを寒さから守るよう、暑いときには涼しいようにと考えて着せるだろう。看護師は時に"プロの母親"と呼ばれるのに[*1]、患者の衣類を選ぶという重大な責任をほとんど果たしていない。管理職の看護師も病院などの施設が患者に着せる衣類を選択する立場にあるのである。基本的看護ケアには、利用できる衣類のなかから患者が適切なものを選ぶのを助けること、選び出した衣類を患者が最高に活用するのを助けること、が含まれる。乳児や肢体不自由者、意識障害者あるいは無力者のためには、看護師が衣類の選択と手入れの管理をせざるをえない。精神科学者(psychiatrists)[*2]は患者の衣類に対する関心に注目し、きちんと身づろいしているのは健全なしるし、いつもだらしなくしているのは病気のしるしのひとつ、とみなしている。奇怪な服装および衣類や装身具となっている崇拝物は、精神科関係の人々には意味深いものである。一般の看護にあたる看護師は、こうした専門家から、患者の衣生活を彼のパーソナリティーの延長とみなすことを学ぶだろう。患者が選ぶ衣類や装身具は彼の個性を表現する。自分の意にそぐわない衣類を押しつけられれば、患者は少なからず気が滅入り、いらいらするに違いない。自分の外見をよりよくみせている、あるいは社

訳者による注釈
[*1] ICN編では"時にプロの母親と呼ばれるのに"は削除。
[*2] ICN編ではmental health workers。

会的に望ましい身分を示していると思えるような服装をしていると、人の自尊心は高まる。その逆もまた真である。衣類を奪われること、また身に着ける衣類の選択を許されないこと、これらはいずれも精神の自由の喪失であり、"新入りいじめ"や刑罰のひとつの形として用いられてきた。

　たいていの人は衣類を着替えることによって昼と夜の区別をしている。患者が眠るためにデザインされた衣類をまとって四六時中過ごす場合、その正常なサイクルが壊される。そのために病気のときは認識機能の喪失や退行現象がしばしば起こるともいえよう。私たちは患者が日常生活から離脱しないことを願う以上、どのような場合にも正常時の衣習慣の妨害を最小限にとどめるべきである。

　このように考えると、衣生活は非常に重要な様相を帯びている。看護師は衣生活に関する患者の自由が不必要に侵害されないよう見守ることができる。また患者が裸でいる時間、あるいは気に入らない衣類を身に着けている時間を最低限度にとどめるよう努めることもできるし、できる限りいつまでも患者を現役の生活者にしておくような衣類を勧めることもできる。

　病人や障害者に対しては、着たり脱いだりに際して彼らが必要とする体力を看護師が補わねばならない。着脱するという日常の行為に自立を取り戻すことを教えることは、リハビリテーションの一部である。子どもの場合は社会的訓練の一部である。

7 患者が体温を正常範囲内に保つのを助ける

　体温はエアコンディショニング（最も包括的な意味での）と着るものとにより正常範囲内に保たれている。健康であれば各人は不愉快なほど寒かったり暑かったりする部屋から移動できるし、屋内外の出入りもできる。病人の場合、往々にしてこの自由には限度がある。誰かに自分の環境条件の調節をまかせるよりほかなく、時に風が吹き込んだり、寒かったり、高湿であったり、高温であったりして、身体的にばかりでなく心理的にも苦痛である。

　基本的看護ケアのひとつとして、可能であれば、患者の体温を体温計で計った正常範囲内に保つことがあるが、患者の環境の条件を快適範囲に保つ努力もそこには含まれる。これは患者が自分の欲求を表示でき、また表示する場合、そして環境条件が調節可能な場合には、比較的容易である。しかし乳児や意識障害のある患者の場合、また非常に寒い、あるいは異常な高湿といった気候条件のもとにあっては、とても一看護師の判断と能力では負担しきれない。なお、この問題と分けて考えることのできないことに衣類の適切な選択ということがあるが、それだけでこの問題が解決できるわけではない。

　看護師は体温の生成と放熱について生理学的な原理を理解し、まわりの空気の温湿度や流れを変えることによって、また患者に活動量を減らす、あるいは増やす、食物の摂取の仕方を変える、着衣や寝具を加減する、などの助言をすることによって、そのいずれの過程をも促進できねばならない。加えて看護師は、場合に応じた沐浴、パックその他の温熱刺激貼用を、体温の上昇あるいは低下と関連づけて指示ならびに実施できねばならない。

　長時間外気にさらされる場合、いくつかの障害が考えられる。看護師としては、太陽光線から目と皮膚を保護する方法、寒冷から身体末端部を保護する方法について心得ておくべきである。日光浴療法はその量に特に注意した指示が医師から出されるとはいえ、看護師は好ましくない反応に気を

配っていなければならない。

　『気候が人間をつくる』などの書物の表題は、ある人々が気質や体格は気候に左右されると信じていることを明白に語っている。おそらく彼らの考えは正しいといえるであろう。たとえば伝染病は、高温が細菌や害虫の繁殖を促すようなところに流行しやすい。そうした病気およびそれらに感染することに対する恐怖感は、ある地理的条件の領域に住む人々の生活の質に直接影響する。公衆衛生の観点からすれば、害虫の駆除、水の汚染防止、食物汚染防止が保健プログラムの最優先事項であろう。この本は第一義的には看護師が個人に対して行うケアを取り上げてはいるが、そこには地域社会において多くの人々を動かす一般的な方法も含まれているはずである。

8 患者が身体を清潔に保ち、身だしなみよく、また皮膚を保護するのを助ける

　衣生活と同じように、身体の清潔についてもふたつの立場から取り上げることができる。すなわち、心理学および生理学の立場からみた清潔の意義である。実際には、この二方向からみた清潔の意義が別々のものであるとするのは誤っている。人間の身だしなみは、姿勢と同じく、その人の生きようが外に現れたひとつのしるしである。

　出産や手術の後や非常に症状の激しい慢性疾患のときなどで、数日あるいは数週間に及ぶ床上安静が指示された場合、かつて、清拭はある意味で看護ケアのきわめて重要なポイントであった（患者および多くの看護師は今でもそう思っている）。気難しい患者は生理的に気持ちよくなるために清拭に身をゆだねるだけではなく、身じまいの間中、看護師に注意を集中しているのであった。話し合ったり、看護師に悩みを打ち明けたりするこの機会は、患者を心理的に気分よくさせ、また、看護師の手を通して患者に伝わるいたわりの気持ちも患者を満足させた。

　自分の患者の入浴を世話し、歯を磨き、髪を整え、また爪も手入れすると、患者もであるが看護師がうれしく、見違えるようになった患者の顔とちょっとした不快感の追放に喜びを感じたものである。時に看護師は、患者をあまやかして何でもしてあげすぎるのではないかとか、やはりこの患者は体力的に自分で入浴できないのだろうか、また、シャワー浴か入浴ができるほどにはよくなっていないのだろうか、といった疑念を抱いてきただろう。しかし、いわゆる清拭の"システム"については、たとえ疑問をもったとしても、それを口には出さなかった。

　今や振り子は反対方向に大きく揺れた。この変化は、病気の間の身体的ならびに情緒的な依存はやめさせるべきであり、正常な身体の機能にとって活動は必須である、という考え方がもたらしたのである。こうした患者にとって最終的によいことを考えるのはさておき、現実の問題として、看護の時間

がないという問題、つまり患者が床につきっきりのときに、見苦しくなく、気分もよいように整えるのに必要な身体的ケアを行うのに加えて、今日の集中的治療プログラムをこなしていく、そうした看護時間をうみ出すのは難しい、という問題がある。

　現在のように混み合っている病院の状況では、人に頼るということは楽しみであるよりはむしろ恐ろしいことである。少人数家族になる傾向、およびそうした家族のなかで多くの女性が職業をもっているという事態は、自宅で療養している人々にセルフケアを余儀なくさせている。過去25年の間に訓練を受けた看護職者の数は著しく増してきたが、彼らのサービスの需要の高まりに応えるほどには増えていない。多くの国で人口に対する医師の比率が増加**しない**ので、高度の訓練を受けた看護師が以前は医師がしていた仕事を次から次へと引き受けている。このことは、その裏で、看護ケアのいろいろな側面が"専門職看護師"の手から比較的あるいはまったく訓練を受けていない看護職員の手へと渡されつつあることを意味している。これは身体の清潔と排泄の援助の面で特にいえることである。そして専門職看護サービスはすべて、専門職看護師が全部のケアを行うであろう重症患者の場合は別として、高度の技術と判断を必要とすると考えられる処置の実施と、他者の管理監督のためにとっておかれるという傾向が強い。

　上に述べた変化は、医学的ケアの需要が増大したことに伴って必然的に生じてきたもので、専門職看護師はこの点で従来の考え方を改めねばならない。すなわち、もし自分が患者の身体的ケアを一切しなくなるとすると、安楽の与え手という自分の役割がサービスの受け手である人々から得ている信頼を失うことになるかもしれないと知るべきである。看護師は苦痛を伴う処置にばかりかかわるようになり、また人に好かれない"ボス"の役割、つまり自らは何もしないで他者に指示をするという役割をとることになりかねない。

　"専門職"看護師にとってより重大な損失となることは、患者に沐浴させながらその話を聞き、観察し、何かを説明し、安心させる、といった患者と共に過ごす時間を奪われるということである。看護師が患者の身じまいを助け

るのをやめるなら、自分が正確に把握したい欲求の持ち主である患者と自然で自発的な会話をする別の機会を、毎日の動きのなかに見出さねばならない。

　そうした機会はどこにあるか、看護という職業がこの問題を考え続けることを願ってやまない。なるほど患者は、ベッドから離れできるだけたくさん自立を保つように励まされて、利を得ている。しかし、そうしたなかで、看護師が患者への自分の関心を表現していた伝統的なやり方は粉砕されてしまった。自分でするように要求されてもそれだけの自立はできない多くの患者にとって、病院は、温かみのない、居心地の悪い旅館のように思えるのではないだろうか。今までのやり方の長所を残すような衛生学的ケアを含む養生法を看護職員が行えるように組織を再編成し、同時にリハビリテーションの概念を導入し、あわせて現在の職員を最大限活用するように、病院をつくり変えるべきである。

　以上を前置きにして、以下は清潔と身だしなみの基準に話を向けよう。

　患者は、皮膚、毛髪、爪、鼻、口腔および歯を清潔に保つための自分の必要に応じた設備、物品、また援助を与えられねばならない。清潔の概念はいろいろであるが、患者が病気ゆえに自分の清潔の基準を引き下げるということはないようにしたい。むしろ、とかく低くなりがちな患者の基準を引き上げることが期待される。精神病の場合のように強迫現象があるときには、よい基本的看護がそれを最小限に抑える、あるいはコントロールするよう援助する。

　厳密な基準を設けるのは難しい。たいていの文化的背景の、たいていの患者は、毎日の入浴を喜び、かつ、得るところは大ではあるものの、たとえ付き添いの看護師がいるとしてもその患者に毎日全身浴させるのが望ましいとは限らない。理想的には、全身浴の回数は患者の生理的必要度と希望とにより決められる。患者が見たところ清潔で、臭いもなく、皮膚がぶよぶよしていたりその他刺激症状がなければ、必要十分量、その機会があると判断してよいだろう。

看護師は誰でも、患者の身体の大きさ、体位、身体的・精神的状態のいかんにかかわらず、常に患者の身体を清潔にしておくことができねばならない。

　清拭よりも、入浴、シャワーのほうがより完全であるのはもちろんである。患者のいろいろな必要に合致し、かつ看護師の手助けを容易にするように設計されている設備が適当数自由に使えるなら、大部分の患者が入浴したり部分浴したり、あるいはシャワーをあびたりできるであろう。これはもちろん、個人別の入浴設備を想定してのことである。利用者の多い理学療法科で用いられているような共同の浴槽やシャワーの、清掃などの衛生処置も前提である。床上で清拭をするときには、手と足は湯につけ、石けんその他の浴剤は完全に取り除くよう努める。

　患者の頭髪は日に一度は十分にブラシを入れ、患者の気に入るような形にまとめられているべきである。もし疾病そのものが関係して、あるいは今までしたことがない、精神遅滞がある、などの理由で髪の手入れに対する患者の要求度が低いとしたら、看護師はいっそう患者を助け、元気づけねばならない。洗髪の必要回数も決めることはできない。不快な臭いがなく、毛髪、地肌ともに清潔にみえればそれで十分としてよい。優れた技術をもつ看護師は、患者を不必要に疲れさせることなく、またベッド上の患者の体位がどのようなものであっても、寝たままの患者の洗髪ができる。歩行患者の洗髪は比較的容易である。

　多くの男性は毎日髭を剃りたい。自分でできる人は自分でするのを好む。床屋の技術をもった男性が手近にいない場合は、看護師が患者の意に適うようにできねばならない。爪および甘皮がよい状態を保つように、あらゆる患者に必要な援助をするのも看護師の役割である。

　すべての看護師が、患者の意識の状態やベッド上でとらねばならない体位がどうであれ、患者や無力者の口腔と歯を清潔にする方法を知っていなければならない。歯牙および歯肉は、病気中、健康時よりもいっそうの手入れを必要とする。歯は少なくとも日に2回磨き、できればもっとしたほうがよい。患者が自分でできない場合はいつでも、看護師がその口腔を清潔にすべき

である。患者に意識がないときには、水やその他洗浄剤類が誤飲されないように万全の注意をはらう必要がある。排水しやすいような頭の位置にすることが大切であり、また、モーターつきの吸引器、あるいは注射器利用の手でする吸引を活用する。残念なことには、病気の間はしばしば歯ブラシの代わりに巻綿子が使われる。巻綿子は必要なだけの摩擦を与えられず、またグリセリンは歯磨き剤として満足できるものではない。実際のところグリセリンは作用した組織から水分を引き出すので、口で呼吸をしている患者や脱水状態にある患者の場合は特に禁忌である。口唇の乾燥にはコールドクリームなどの軟化剤[1]を塗るのが一番よい。このコールドクリームなどには味があってはならず、あるとしたら患者の好みに合ったものでなければならない。

　乳児はもちろん、弱っている子どもや成人も自分で鼻をかめない。したがって排出物を看護師が取り除く。そのためには、水か処方薬液、あるいは軟膏の類で湿らせた綿棒を用い、きわめて静かに行う。木製綿棒の先に綿がよく巻きつけられていることを確かめる。乳児の場合は棒を取り除いて綿先だけを使う。

　看護師であれば、化粧品の選択についても確かな助言ができなければならないし、たとえば脱毛剤やその他のむだ毛を取り除く方法など、化粧の方法にも通じている必要がある。医療職者は、患者がよい人間関係をつくり上げることの重要さを常々承知していながら、彼が審美的な意味で自分を他人により受け入れられやすくするであろうちょっとしたことをするのを助けられないでいる。十分な教育を受けた精神科関係の看護師は、身だしなみの心理学的重要性を高く評価し、基本的看護ケアの一側面としての身だしなみに関する自分の責任を知っている。

訳者による注釈
[1] ICN編では軟化剤ないしリップクリーム。

9 患者が環境の危険を避けるのを助ける。また感染や暴力など、特定の患者がもたらすかもしれない危険から他の者を守る

　健康であれば、各人は自由に自分の環境を調整し、何か危険があると思えばそれを変えて生活する。病気はその人からこの自由を奪う。無知もまた、健康な場合も不健康な場合も不必要な恐怖を人に負わせる。患者あるいはクライエントはしばしば医療スタッフの知らないタブーをもっていて、それゆえに深く悩んでいる。階級、習慣、信仰などは、ある人には役に立つものをほかの人には全然使えないものにしてしまう。最後にもうひとつ、保護的な環境のなかで気難しく生きているような人々は、どのような形の共同生活も心安らかに受け入れることができないだろう。

　何が本当に危険なのか、あるいは危険とはいうものの習慣とか信仰のゆえに危険であると思われているのではないか、といったことについての看護師の知識が豊かであればあるほど、その危険を除去あるいは制御したり、それが不可能な場合は説明して安心させたりが首尾よくできるようである。精神錯乱や明らかな精神病の患者の場合、保護は重要な問題である。自殺の恐れのある患者を保護し、殺人傾向の者が他者を傷つけないように守るのは、基本的看護における保護的機能のきわだった例である。患者が伝染性の強い病気の場合、看護師自身をも含めて他人を守るには多くの時間を要するので、伝染病病棟の看護ケアの時間は他の病棟に比べていつも長い。

　たとえば墜落のような機械的損傷、火傷のような物理的危害、毒性化学物質、動物や昆虫の害、環境の常在性病原微生物などから自分を守ることができるように患者を助けることは基本的看護の一部である。

　安全教育はすべての看護教育に含まれているべきである。看護師が、家庭で看護をしていようと、学校にいようと、また事業所や保健施設で働いていようと、彼女は事故防止に役立つ立場にある。看護師がエンジニア、教師、主婦などとこれまで共に仕事をしてきていれば、家庭の事故防止計画はもっ

と効果をあげていただろう。

　適切な施設管理は環境の危険を大幅に少なくする。しかしながら、病院の技術部門やハウスキーピング部門がどんなに優れていても、看護職員に依存するところがどうしても多い。いつも患者と共にいるのは看護師である。であるから、医師は"抑制"などの保護的手段や自殺傾向のある患者の場合の常時付き添いを指示するにあたり、看護師の観察を大いに頼りとする。[※1]患者にとっての看護の利用可能性が高ければ高いほど、できれば避けるべき身体抑制を患者は必要としなくなる。

　看護師は、物理的傷害が起こるのを最小限に抑えるような建物の構造、設備の購入、維持の方法を促進する立場にある。看護師はよく効く殺虫剤を保管し、他のメンバーと共同して害虫駆除をする。多くの国で看護師は、自ら計画を立てないにしても、家具、設備、物品を安全に共同で使用できるようにするための消毒と滅菌のプロセスを進んで受け持っている。

　化学的な消毒・滅菌の方法に比べて、物理的なそれの優秀さを示す信ずべき証拠がいろいろあるので、事情に詳しい者は、自分たちの使う食器や洗面具またリネン類が高熱や放射線にさらされることを期待する。[※2]また傷口に直接使うものは、異例な環境の場合を除き、高圧蒸気か、長時間乾熱か、あるいは放射線[※2]を使って消毒されることを要求するだろう。

　最近では、看護資源を保護するために、看護職員ではない人々を訓練してこれら消毒や滅菌の仕事をさせることができる、またそうすべきである、という考え方が出てきている。しかしながら、このような仕事から看護師が手を引いてしまうことは実際的でもなければ理想的でもない。というのは、看護師は感染予防の原理および方法の両方に精通していなければならないからである。

訳者による注釈
❖1　ICN編では"医師が指示する"というニュアンスを消去。
❖2　ICN編では"放射線"を削除。

共同社会生活においては、各人は潜在的に他人に害を与える存在である。たとえば、未診断の結核症かもしれないし、性病、亜急性の咽頭レンサ球菌感染症であるかもしれない。腸チフスの保菌者であるかもしれないのである。基本的看護ケアは、患者一人ひとりに最適の防護を提供する。看護師の手洗い、指示に従ってのマスク、ガウン、手袋の使用、使い捨ての消毒・滅菌物品の用意、といったことがこの防護の内容である。

　人件費が高くつく国では共同使用のための処理をするよりも使い捨ての物品を用意するほうが安あがりのことが多い。信頼できるサプライ業者から手に入れる使い捨ての**滅菌**物品は病院内で処理された物品よりも安全であると一般に考えられている。

10 患者が他者に意思を伝達し、自分の欲求や気持ちを表現するのを助ける

　精神身体医学および精神医学的ケア※1の昨今の隆盛をもってすれば、人間の心と身体(the psyche [mind] and the soma [body])は互いに依存的、不可分のものである、という一般に受け入れられている主張を、今ここに繰り返し述べる必要はないだろう。いわゆる"心"の病いは人間の身体に影響を与え、いわゆる"身体"の病いは心に影響する。健康であるとき、人のすべての感情は何らかの身体上の表現を伴う。すなわち、その身体上の変化が、感情として解釈される。たとえば、早鐘のような心臓の鼓動、速迫した呼吸、紅潮した顔などに私たちはその人の心の動きをみてとる。このような身体上の変化なしには、私たちはいかなる"興奮"をも覚えない。"心"の沈んだ状態にあるとき、そのさまはその人のとる姿勢、動きのない表情、全身の活動低下などに表現される。

　感情が身体上の変化と必然的に結びついていることを知れば、看護師は、これらの精神身体反応のうちのあるものはその患者にとって建設的で役に立つであろうが、あるものは建設的どころか破壊的なものとなろう、という考え方を難なく受け入れることができよう。人間は皆、自分の考え、感情、願望を得心のゆくように身体上に表現することを求めており、またこの自己中心的なあり方を越えて成長した範囲内で、この意味での他者の幸福をも求めている。

　読者によってはこれは僭越な発言であると思うかもしれないが、看護師はコミュニケーションと同時に、複雑で、個別的で、人格全体と密接に結びついた働きをもって人々の援助にあたるのである。しかしながら、もしわれわれが看護師をほかの何であるよりもとりわけ"プロの母親"であると考えるな

訳者による注釈
❖1　ICN編では"unitary human beingsという概念"に変更。

らば、これはけっして僭越な発言ではない。母親は、欲求や感情を表現することのできない乳児や病児に代わってそれを語り、また何であれその子の好むやり方で母親である自分とコミュニケーションをとるよう力づける。母親はよく、ほかの誰かがいったいこの子はどうしたのだろうと途方にくれるときに「この子は疲れていますの」とか、「お腹がすいているのです」とか、また「驚いているのですわ」などと自信たっぷりに言い、それがそのとおりなのである。母親はある意味でホステスの役割を果たしていて、自分の子どもに、あの人は誰であって、その子どもとはどういう関係にある人かなどと教える。よい母親は、自分の子どもが他の人々に好意をもつように育てようと努め、また、他の人々が自分の子どもの愛らしさを、自分が感じているのと同じように感じてくれるようにと努める。結局のところ母親は、子どもの内に独立心を育て、対人関係に恐れを感じないですむように、と努めるのである。

　このような母親的役割は、ロマンチックで不完全な着想であるとしてはねつけられるかもしれないが、看護師は必然的に誰かの解釈者であり、よい母親と同様に、患者にとって幸せな対人関係を助成するところまで、彼の全人的福祉を促すのである。

　看護師にとってさらに難しい解釈者的役割は、患者が自分自身を理解するよう、また彼を病気にしている諸条件を改め、変えることのできない諸条件は受け入れるよう援助することである。看護師はこの役割をよい母親とばかりでなく、他の保健医療従事者とも共有する。

　病気に伴う悩みごとのかなり多くは、疑いなく家族や友人から引き離されること、またこれまでとは変わってしまった対人関係への懸念、が原因である。これと同じように、患者が死の威嚇に直面し、死から逃れようと全エネルギーを集中させているとき、家族や友人は苦しむ。そのようなとき、患者は家族や友人にまったく無関心のようにみえるからである。看護師が患者やそのまわりの人々をよく理解すればするほど、それらの人々の信頼を得、疾病のもたらす心理的な危険を患者が克服するよう、よりよく援助できる。患者の気持ちの汲み取り手また伝え手(interpreter-communicator)の役割を看護師が引き

受けているなら、患者のそばで共に時を過ごしたり、患者の友人たちと会ったり、そうした人々の話を聞いたり、彼らと話し合ったり、といった機会を歓迎する。看護師は患者が会いたがっている親族、友人、あるいは宗教上の助言者などが彼を訪れるように力を貸すこともできる。また患者のケアに関心を抱く人々が患者のために知識と意見を出し合う患者中心のカンファレンスを企画して、彼らを迎え入れることもできよう（このカンファレンスにはしばしば、つまるところ最も関心のある患者本人を加える）。

　精神科の病院では、いわゆる"治療共同体"（therapeutic community）というものを発展させようと試みている。このなかでは、建設的な対人関係がその重要な要素である。一般の病院においても、患者がごく短期間治療センターに接触する場合を除いては、精神科の患者と同じく"治療共同体"は重要である。どのような場であれ看護師は、患者が自分の欲求、関心、希望などを表出する確かな方法を保持したり新たにつくり出したりするのを助ける責任から逃れることはできない。

　伝統的に、医師は患者の状態のアセスメントをするにあたり、看護師が患者のケアをしながら観察したこと、聞き出したこと、感じたこと、かぎつけたことを頼りにする。しかし、看護師が行うこの伝達は、患者の言うことの代弁でしかないので、医師は機会があれば直接患者と話し合い、患者が**自分の言葉で**言うのを聞きたいと思う。看護師が仲介者として行動するとき、患者がほんの短い時間しか会えない医師と意思疎通ができるよう助けるという看護師の機能は、基本的看護の最も重要な局面のひとつである。看護師が書い

❖2　ICN編では文頭の"母親"は"両親"に変更、また"母親である自分と"は削除。
❖3　ICN編ではこの3文の"母親"は"両親"に変更、また"ある意味でホステスの役割を果たしていて"は削除。
❖4　ICN編ではここの"母親"は"看護師"に変更。
❖5　ICN編では"母親"はいずれも"両親"に変更。
❖6　ICN編では"母親"は"両親"に変更。また"保健医療従事者"の前に"その他、友人や親族"が加えられている。

た、あるいは口頭で行った報告の質は、彼女の能力の評価尺度になる。多くの医療センターで医師（および看護師）は機械装置、すなわちモニター装置が❖7もたらす患者についての情報を頼りにするようになりつつある。看護師の関与を必要とするそうした装置ならびに数多くの診断検査についての論議はこの小冊子の守備範囲外である。

❖7　ICN編では"コンピュータやモニター装置"。

11 患者が自分の信仰を実践する、あるいは自分の善悪の考え方に従って行動するのを助ける

　民族、宗教、人種を越えて病気の人に尽くすことは、ずっと以前から、医療従事者の倫理綱領の一部である。国際赤十字が、国際連盟や国際連合より先に誕生しているのは不思議なことではない。

　医師も看護師も、仕事に従事しているときは、自分たちそれぞれの精神的価値観を患者に受け入れさせようとはしない。医療従事者は"聖人"にも"罪人"にも同じように仕えるという原則を守ることを誓っているのである。それ以上に、彼らはたとえば嘘を非難するよりも嘘を引き起こした原因の究明のほうに関心を向け、批判することを拒む。多くの国において、医療関係者は聖職者に与えられているのと同じ法的免責を受けており、それによって彼らは患者の秘密を知り得、またいわゆる犯罪を知ってもそれを報告せずに社会が罪人と呼ぶ人々の手当てをすることができる。看護師の倫理綱領のひとつは、患者が彼女に話したことすべてにつき厳しく秘密を守ることである。患者記録は秘密文書であるので、医師と共有する情報は保護されている。

　医療記録のこの客観性および秘密性はすべての関係者のためになると一般に信じられている。しかしながらある人たちは、このような宗教と医学の関連ある分離のなかでは、治療を受けている間、自分の信じる教義に従って行動するという患者の権利が無視されるのではないかと考える。

　いくつかの国には、医療従事者と牧師とが、より協力的な関係をつくり上げようとしている動きがある。ある財団は資金を出して一連のシンポジウムを開き、その内容を多くの人が知って役立たせるようにと、そこで話された言葉そのままの報告書を出版した。また医学の人と宗教の人との共著がかなりある。牧師は病人への奉仕のために特別の訓練を受け、医師は癒しの過程についての研究グループに牧師を入れている。大きな病院には、そこに来る多くの患者が信仰している宗派の牧師が常在する。そのような施設では、いざというときに病院外から牧師などの精神的助言者を呼ばねばならない施設

に比べて、牧師と医療従事者とが患者のためにより密接に協力して仕事をするようである。どのような状況にあっても、患者の霊的な欲求（spiritual needs）を尊重し、患者がそれを満たすのを助けるのは基本的看護ケアの一部である。もし、ある人の健康時の生活において礼拝が重要事であるなら、その人が病気になったときにはいっそう大事なものになる。患者が自分の信仰を実践できるようにするという考え方には数多くの特定の活動が含まれ、とてもそのすべてをここに載せることはできない。以下は一目瞭然の活動のいくつかである。すなわち患者が礼拝堂に行けるように助ける、患者の宗派の牧師を彼のところへ連れてくる、プライバシーが守れるような状況で患者が牧師と話せる場を用意する、患者が自分の宗教生活の一部となっている聖餐などの儀式を受けることができるようにする、など。患者各人の特定の信仰についてある程度知識をもっていれば、たいていの看護師にとって、こうしたことをするのは大して難しいことではないだろう。しかし、もし看護師が宗教について何も知らないとすると、これはたいへん難しいことになる。ある種の宗教的規制は日々の生活のあらゆる部分にかかわっている。たとえば、特定の食物をとることを禁じる、その信仰をもたない者にとっては無害な、というよりためにさえなると思われているようなレクリエーションの類を禁じる、などである。また多くの宗教が、断食の日や安息日を決めている。保健機関や病院がすべての患者の宗教的欲求を満たすように機能するのは容易なことではない。

　看護職員は昼夜患者と共にあるのだから、患者が他者からのどんな援助を欲しているか、病院の日課との関係でどんな葛藤が生じているか、を見出す絶好の機会を手にしている。看護師の宗教に関する知識が幅広ければ広いほど、信仰の癒す力を強く信じていればいるほど、霊的に高度に成長していればいるほど、またあらゆる種類の信仰に対して寛容であればあるほど、彼女が患者に尽くすところは大となろう。

12 患者の生産的な活動あるいは職業を助ける

　多くの人にとってのふつうの1日には、何か産物をもたらす行為が含まれる。実際、昏睡状態にでもあるのなら別であるが、そうでなければ、**何かが達成されなかった1日というものは考えられない**。活動の産物は、何か手でつくったもののこともあろうし、さまざまな感覚をとおして習得した何かの知識であることもあろう。

　ほとんどの社会には、大人は何かを生産するという期待がある。大人が何もしないとき、社会はそれを是認しない。仕事（あるいは生産的活動［productive activity］）における人間の満足感を社会学的用語を用いて分析している人はほとんどいない。それでも、どこの国にもそのような一般原則を意味する格言があるのだが、多くの人にとって満足とは自分が社会に認められることであり、社会が認めるということは、その人に生産性があるということである。

　男性でも女性でも病人が何か仕事をし続けることができるとしたら、病気の恐ろしさはいくらか少なくなる。延々と長びく床上生活を是としない今日の行き方の一部には、人間が活動しない状態にいると生じがちな自らの無価値観の高まりがあずかっている。人は精神的に生産的であれば、身体的に限界があっても、ベッドにしばられて年月を過ごしながら円熟した老年期まで生きることができる。たとえば、フロレンス・ナイチンゲールは、その人生の大半を自室にこもって過ごしたが、またそのほとんどは病床に臥していたのだが、彼女の書いた多くの手紙が集められてみると、彼女が実に膨大な数の文通をしていたことが明らかとなった。彼女が"病弱"の身でありながら成し遂げた仕事は、彼女が、いわゆる"活動"していた頃に行ったことに勝るとも劣らず非凡で価値あることである。

　患者が1日の過ごし方を計画するのを助ける看護師は、彼が何か生産的な活動をしたくなるような条件をつくり出して、どんなことでもよいから自分が興味を覚える"仕事"をする気にさせることができる。

基本的看護の他のすべての側面と同様に、ここでも患者の欲求を解釈して、判断することが重要である。自然はすべての生物に生き続ける意思をさずけ、生存の本能が脅かされれば、生物のすべての力は生存のための行動に注ぎ込まれる。重症の病人にもっとほかのことに関心をもつよう期待するのは、この最も基本的な生命の法則のひとつをないがしろにすることである。しかしながら、そうした病人が今なおやり遂げたいと願っている関心事があって、それが人類に治癒の"奇跡"とみえることを生じさせているのは事実である。看護師は患者の仕事への関心の兆候を見逃さないようにしなければならない。そして、もしも看護師が知識にたけ、経験もあり、技術も十分であれば、達成感を手にすることができるような何かを患者がする機会をつくり出すことができよう。とかく手芸的なものを勧めすぎるきらいがある。特に患者にとって美しくなく、有用でもない手芸は不適当である。できるだけ幅の広い活動のなかから各人が選ぶのがよく、病人の場合は健康人の場合よりも、その仕事を楽しむということがいっそう重要である。

　リハビリテーションの最終段階には、患者が再び職業に就くということがある。離職期間が短ければ短いほど、この段階を容易に乗り越えることができる。

　理学療法士、作業療法士、遊戯療法士等のセラピスト、就職カウンセラー、その他リハビリテーションの専門家との協力が重要である。しかしながら、これらの専門家たちのサービスは比較的少数の特別な患者向きの場合が多い。つまり、医師および看護師（医療チームの常在メンバー）は、多くの事例においてそれら専門家に代わって、できるだけのことをしなければならないのである。ここでもう一度強調しておくが、リハビリテーションは看護のあらゆる局面にかかわっており、病気にかかった時点でその全体プログラムが動き始めていなければならない。看護師はいかなるときも、患者が身体機能の独立性を保持および再獲得するのを助けることの重要性を見失ってはならない。

13 患者のレクリエーション活動を助ける

　レクリエーションあるいは遊びは、仕事と異なり、産物のためよりもむしろ楽しみのためになされる活動である。が、遊びが産物をうみ出すこともある。自分の仕事を楽しんでいる人にとってはこの区別は不自然に思えるだろう。しかしながら、多くの人々は自分の平均的な1日を考えてみると、その何時間かを音楽を聞いたり、自己啓発のためというよりは娯楽のために読書をしたり、ゲームをする、テレビをみる、映画をみる、劇場や博物館あるいはパーティーに行く、などで過ごしていることに気づくだろう。そのほかにも乗馬、水泳、散歩、ドライブ、ダンス、楽しめるタイプの運動などがあろう。ほしいものを探して歩くこと、買い求めることも人が大事にしているレクリエーションの一型である。

　病気はあまりにもしばしば、その被害者から、変化や気分転換、慰安、レクリエーションなどの機会を剥奪する。ある場合にはそれは避けがたいことである。が、患者がレクリエーションのできるような状況を健康な人が整えそこなっているために、結果としてそうなることのほうがはるかに多いのである。患者は無慈悲にも、また不必要に、ひとつの部屋に閉じ込められている。それもほとんどの場合、眠るか、さもなければじっと動かないで寝ているかしか考えられないような衣類を着せられて、あらゆる楽しみから遠ざけられている。

　基本的ケアの計画を立てるとき、看護師はいつもこう自問してみるとよい。"この患者のためには1日にどのくらいの時間をレクリエーションにあてたらよいのだろうか。どんなレクリエーションに関心があるだろうか。ここにはどんなレクリエーション設備があるだろうか。"

　それでは何をしようかというその選択は、患者の性別、年齢、知性、経験、好みに左右される。患者の一般状態、疾病の重症度もその選択に関係するし、患者が運動や芸術を楽しむかどうか、そしてもちろん、ゲームなり交友なりのための資源がどうであるかも決め手となる。物的な資源に左右されるより

もはるかに多く、患者とその周囲の者の想像力と才覚とに左右される。

　そもそもひとつの部屋に閉じこもりきりでいなければならない患者はほとんどいない。ある病院では、寝たきりの患者を日に1～2回車椅子に移して、レクリエーション室や戸外へ連れ出している。家庭においては、病人を一部屋に閉じ込めておく必要があることはまれである。しかし、たとえ患者が部屋にこもりきりの期間であっても、時々部屋の模様変えなどをして、気分に変化を与えたり、そこでの生活に美的な楽しみの要素をうみ出したりができる。

　読み物はほとんどの状況下で利用可能である。新聞や週刊誌は、患者が、自分は"生活の流れ"にのっているのだという気持ちをもち続けるのを助けることができる。病院やナーシングホームの移動図書館や読書室は、教育的でもあるが、幅広くレクリエーション的でもある本、パンフレット、雑誌を供給している。非常に重症な患者、あるいは自分で読むことのできない患者は、人に読んでもらったり、トーキングブック[*1]（talking book）を聞いたりして楽しむ。

　ラジオとテレビジョンの普及のおかげで、病人やハンディキャップのある人が音楽や芝居をますます楽しめるようになってきた。それよりも重要なのは、音楽や芝居のリーダーシップが得られる場合、患者がそれに参加することである。患者や医療職員がそのようなリーダーシップをもっていることもあるだろうが、それを発揮する機会がないようである。

　一部の病院では、患者の買いたそうなちょっとした物をそろえたワゴンや屋台が患者のそばにやってくる。あるいは病院の中ないしすぐ外に患者の行ける売店がある。このいずれもがなくても、買い物は郵便を使ってもできる。たとえば、病床から妻に誕生日のプレゼントを送って驚かす男性患者が抱く幸福感や、自分が贈った包みを孫が開けて喜ぶ様子を目にする老婦人の気分の引き立ちようは、とても計り知れるものではない。

　ある種の身体活動はほとんどいつでも可能である。ただ歩くことでさえ多くの患者にとっては楽しい。しかしそこに何か目的があれば、楽しみはもっと増す。昨今の歩行の強調もあることから、看護師は患者の運動への動機づけの強化と設備の拡充に対する責任を自覚すべきである。ハンディキャッ

プのある人が移動しやすいように、多くの施設がもっと手すりをつけたり、階段ではなくスロープをつくったりするとよい。"デイルーム"あるいは、レクリエーション室は仲間づき合いを誘い出す。音楽を聞いたり、ダンスをしたり、ゲームをしたり、あるいはいろいろな活動に参加したりといった機会がそこにうまれるだろう。

　レクリエーション・プログラムを組むように教育を受けた看護師はほとんどいない。が、誰でもが、上に記したようなことのどれかをしており、患者が1日のうちの何時間かを、生き生きとした気分で過ごすのを助けることができよう。フルタイムの遊戯療法士がいるのであれば、看護師は彼らと密接な関係をもって仕事をすることができるし、また有能なボランティアたちがそうしたサービスに加わるように力を貸すこともできる。もしも看護師が適切に教育され、十分に機転がきき、想像力に富んでいれば、患者の家族や友人が患者のレクリエーションに関する欲求に応えるのを助ける機会がたびたびあるだろう。

訳者による注釈
❖1　特に視力障害者のために書籍や雑誌をテープ等に録音したもの。

14 患者が学習するのを助ける

　疾病あるいは障害は先天的な欠陥に起因することもある。が、それよりもずっと多くが非健康的な生活によるものであり、そのような生活を経済その他の環境条件が各人に余儀なくさせている場合もある。時に人々は、最良の健康的生活法がどのようなものかを知っていても、それに従って暮らそうとする動機づけを欠いている。しかしながら往々にして人々は、現に自分が患っている病気の予防法あるいは治療法についてすでに発見されていることを何も知らず、したがって実行できないために病気になる。そのような事例では、患者の回復、あるいは病気の進行阻止はひとえに再教育(re-education)[※1]にかかっている。これはあまりにもうまくはまりすぎるように聞こえるかもしれないが、強調しておかねばならないことは、健康の法則(the laws of health)[※2]とは何であるかを**正確**に知ることの重要性を主張する医療従事者がほとんどいないという事実である。いまだに非常に多くの病気がいわゆる"不治"の病いとされているが、不治といってもそれはたいてい、それらの疾病の原因をわれわれが知らないという意味なのである。医師やその同僚から魔法のようによく効く処方をいつでももらえると人々が思うようではいけない。疑いの余地なく、健康法(regimen)[※3]というものは個人個人の必要に合わせて採用されるべきであり、健康法を求める誰にでも有効な健康法の秘訣などはありえないのである。再教育あるいはリハビリテーションはエキスパートの技量を酷使するものであり、考えうる最良のプログラムが障害の予防や阻止という目的を果たせない場合がある。最も重要なのは、健康法というものは患者本人が（理性的であれば）計画に加わっていなければならないということである。つまり患者がそれを受け入れ、それを望んでいなければならない。さもなければ、強制でもされない限り患者はそれを守らないだろう。患者がイニシアティブをとればとるほどそのプログラムはより効果をあげやすい。

　このような限界はあるが、看護師たちは、"指導"(guidance)、"訓練"

(training)、または"教育"(education)が、治療に従事している看護師の全員ではないにしろ大部分の、基本的ケアの一部であることを了解するだろう。一部の人々は、このことに同意しながらも、看護師が健康指導、訓練、教育の一部を自分の役割であると主張するとき、守勢にまわる。おそらくこのような反対意見をとなえる人々は、看護師が医師の領域である治療の範囲内に含まれる訓練プログラムの主導権をとろうとしていると思うのであろう（しかしながらわれわれは、理性ある患者は治療についてさえもそれは自分の選択であると思うべきだ、と確信している）。はっきりさせておかなければならないことは、患者が学習するのを助ける看護師の機能は、特に健康の増進と疾病の回復に関してのそれは、患者に理性があれば医師が患者と共に作成した治療計画の補強と実施である、とここでは解釈されているということである。過去において看護師は、医師の特権を侵害するのを極度に恐れるあまり（また、健康指導をするにはあまりにも乏しい教育しか受けていないことを自認せざるをえず）、医師のする教育活動を補ったり強化したりすることさえしばしばしそびれてきた。このことは、他の分野に比べていわゆる公衆衛生看護の分野にはあてはまらないようである。しかしながら、健康指導に対する看護師の責任は逃れられないものである。すでに述べたが、看護師は自ら範を示すことによって、また人々が看護師によく聞く質問にそのつど答えることによって、いつも教えているのである。看護師は教え**ざるをえない**のである。意識的にあるいは無意識に、計画的にあるいは偶然に教えるだろうし、あるときは自分の創り出した方法で、あるときは何かのやり方をまねて、教えるだろう。

訳者による注釈

❖1 再教育の"再"は"再び"というより"改めて"の意味。

❖2 フロレンス・ナイチンゲールはこれを看護の法則（the laws of nursing）と同じものであるとした（『看護覚え書き―本当の看護とそうでない看護』）。

❖3 別のところでは"養生法"とも訳した。

❖4 ICN編では"一部の人々は"から"思うのであろう"まで削除。したがって次の文章に括弧はない。

健康教育が大いに必要な患者でさえ、1日に数分以上医師と話をする時間をもてることは滅多にない。個人開業の場合、特に精神科の場合は、医師は1回の診療に1〜2時間かけるかもしれない。病院では、医師は何回も患者を訪れるとしても、ほんの短時間であわただしい。看護師の目の前で患者が過ごす時間の多さと著しく対照的である。たとえば付き添い看護師のいる患者は、目が覚めている間中、その看護師から何かを学ぶに違いない。一般病院の病棟にいる患者は日におよそ1〜4時間[*5]を看護師と共に過ごしている。一方、訪問看護師がまわってくる在宅患者の場合は、日にあるいは週に、あるいは月にということになるが、いずれにしても1回の訪問につき30分から2時間を看護師と共に過ごす。学校や産業の場で働く看護師が生徒や勤労者と共に過ごす時間はさまざまであるが、いずれにせよ医師よりは長時間である。

　他の医療関係者より長い時間患者と共にいるというほかにはまったく理由がないとしても、看護師は教えるという自分の機能に敏感でなければならない。同時に看護師は、自分の教える責任と医師のそれとの違う点をはっきり知っていなければならない。看護師は、患者が診断、予後、治療について聞いたときは答えを医師にゆずるべきで、この範囲については医師が主導する教育を、医師の意向にそって補強するにとどめる。一方、基本的な衛生ケア（hygienic care）（健康時には患者が自ら進んで行うであろう行動）に関する質問に対しては、看護師は十分に、自由に、適切な能力をもって話し合いができるよう準備ができていなければならない。看護師がこの種の教育活動のための特別な訓練教育を受けていることはほとんどの医師が認めている。医師は妊婦にこう言うだろう、「赤ちゃんの着物については看護師が話しますよ」、「お乳の手当てもね」。医師は、乳児の皮膚を清潔に保つにはどうしたらよいかを母親に教えることや、家庭の婦人が在宅高齢患者の褥瘡を予防するのを助けることは看護師に期待するだろう。医師は患者にセルフケアを指示し、それにかかわる処置などをどう実行したらよいかについては病院看護師や学校看護師、"地区看護師"[*6]（district nurse）、産業看護師が患者に教えるだ

ろうと思っているのである。時に医師は、自分の出した指示の実際のやり方をしてみせてほしいと患者に頼まれて途方にくれる。❖7

　患者のセルフケアおよび最終的自立を助ける責任は、医療チームの全員が分担する。それゆえに、家で行うことになっている処置法について（書面にしろ口頭にしろ）適切な説明を受けたり、してみせてもらったりする患者はほとんどいないのではないか、などという批判はどの職種の人も言わないはずである。看護師が患者に「処方してもらったお薬をどうやって飲むか、してみせてください」とか「どうやって包帯を巻くか、してごらんなさい」などととと言っていた経験的教育プログラムが、現に多くの患者がセルフケアのために受けている指図のまずさをすでに暴いている。「あなたのどのお薬が心臓のためのもので、どれが胃のためのものか、おわかりですか」という質問に答えることは、患者の頭のなかでふたつの薬が逆になっている事実をはっきりさせるだろう。医療従事者は患者の本質的な理解力や能力をとらえそこなっていることが多い。医師が患者に教えていることに看護師が異議を抱かない限り、医師の指示を必要に応じて補足することは看護師の職分のうちである。患者がどんな思い違いのために悩んでいるか、自分の健康法を実行するうえでどんな間違いをしているか、それをみつけ出さない限り、看護師は患者が何を必要としているかわからないだろう。

　健康指導における看護師の役割をわずかなスペースで正当に評価するのは難しい。まとめていえば、教えることは看護師のすることすべてに本来含まれているのである。しかし、だからといって、なるがままにまかせておいた

❖5　ICN編では2〜4時間。
❖6　英国のウイリアム・ラスボーンがつくった言葉"district nursing"から、それを行う看護師をこう呼ぶ。地区（district）を受け持つ訪問看護師である。
❖7　ICN編ではこの長い段落は全文削除され代わりに次の1文が入る。"看護師は、患者の学習ニーズを見定めてそれに対応するために必要な、また健康に関する基本的な質問ばかりでなく患者一人ひとりの診断、予後、治療に関する質問にも適切に対応するために必要な、知識と技法をもたねばならない。"

り、何とかうまくいくだろうと思ったりしてよいわけではない。看護師は他の医療従事者の誰よりも、病気という患者の全体験を、より十全に生きることを学ぶ機会とすることができるのである。患者に対して何かを行うときはいつも、これのやり方あるいはこれのこの部分をこの患者あるいは家族の誰かに教えたほうがよいのではないだろうか、と自問すべきである。看護師が銘記すべき変わらぬ目的は、可能であれば患者の自立性を取り戻す、逃れることのできない制限内で患者ができるだけ有意義に生きるのを助ける、"安らかに昇天した"と言えるように患者の避けられない死を受けとめる、である。

要約

　この本は、次のような看護の独自の機能の定義から取り出される基本的看護ケアの構成要素の分析である。

　病人であれ健康人であれ各人が、健康、あるいは健康の回復(あるいは平和な死)**に資するような行動をするのを援助すること。その人が必要なだけの体力と意思力と知識とをもっていれば、これらの行動は他者の援助を得なくても可能であろう。各人ができるだけ早く自立できるように助けることもまた看護の機能である。**
言い換えれば、看護師は各人が以下を行うのを助ける。

　1……正常に呼吸する
　2……適切に飲食する
　3……あらゆる排泄経路から排泄する
　4……身体の位置を動かし、またよい姿勢を保持する(歩く、座る、寝る、これらのうちのあるものを他のものへ換える)
　5……睡眠し休息をとる
　6……適切な衣服を選び、着脱する
　7……衣服の調節と環境の調整により、体温を生理的範囲内に維持する
　8……身体を清潔に保ち、身だしなみを整え、皮膚を保護する
　9……環境のさまざまな危険因子を避け、また他者を傷害しないようにする
　10…自分の感情、欲求、恐怖あるいは"気分"を表現して他者とコミュニケーションをもつ

11 … 自分の信仰に従って礼拝する
12 … 達成感をもたらすような仕事をする
13 … 遊び、あるいはさまざまな種類のレクリエーションに参加する
14 … "正常"な発達および健康を導くような学習をし、発見をし、あるいは好奇心を満足させる

　このような援助を行うための計画は、患者の年齢、気質、社会的・文化的状態、身体的・知的能力によって変わってくる。また、病理学的状態あるいはショック、発熱、感染、脱水、うつ状態などの症候群によっても変わってくる。関係者が作成する書面の看護計画は、ケアの統一性と連続性を助成する。しかしながら、看護計画は患者の欲求の変化に従って、刻々の、毎時の、毎日の、あるいは毎週の修正を余儀なくされる。重症者の場合にはこれらの欲求があまりにも急速に変化するので、養生法を書面に具体化できないことがある。
　この本（article）で示したように、計画は看護ケアを載せている。看護ケアのための計画は治療計画と矛盾してはならないとはいえ、看護師が主導することのできるケアの局面を明らかにしている。多くの場合、このような計画は医師が処方する薬、その他の処置、およびそれらを投与、実施する時間も示すだろう。なぜならば、ふつう看護師が看護計画と治療計画の調整者であるうえ、医師の処方する治療を実行するにあたり患者を最も援助するのは看護師だからである。ここでは、患者一人あたり1日あたりの必要な看護ケアを時間で示した基準を設定したり、高い教育を受けた看護師と比較的低い教育しか受けていない看護師の機能を区別したりは試みなかった。しかしながら、患者の欲求のアセスメントにはいろいろな能力を要するが、なかでも感受性、知識、判断力が要求されること、および患者の個別の欲求に従って、たとえ単純なものであっても看護のやり方を修正するにはしばしば高度の能力が必要であること、が指摘されている。ポイントは、有能な看護師は基本的看護ケアを行いながら、患者やクライアントの話に耳を傾ける、患者やそ

の家族の身になる、患者の欲求を見定める、有効な看護に不可欠な援助的対人関係(helpful personal relationship)をつくりあげる、などの機会を手にする、ということである。

訳者による注釈

❖1 ICN編ではessay。

訳者あとがき

　30年以上も前に訳出したままであったこの本を諸般の事情から改新することになった。邦訳の初版は1961年、その後73年に今日まで版を重ねてきた改訂版が出ているのだが、そのときは、著者ヘンダーソンが部分的にわずかな書き加えをした（1969）ところを補っただけで、全体を通しての訳の見直しはしなかった。このたびははじめから終わりまで改めて原文にあたり、まずは長い間目をつぶってきてしまった間違いを正したつもりである。そればかりでなく、30余年を経てはじめて意味のわかった箇所もあったことを告白させていただく。

　それにしても、これまでどれほど多くの看護師たちがこの本を手にとられたことか。訳者としてではなく、手にとった読者のひとりとしてしみじみ感じてやまない。この本ゆえに私たちは、文字どおり看護師"同志"であるとさえいえるのではないだろうか。同志は後から後から続く。彼ら、すなわちあなたのために、この本は残しておかねばならない。

　以下はおもに若い読者を想定しての簡単な解題である。

『看護の基本となるもの』の生まれた背景

　ヘンダーソンは国際看護師協会（ICN）の依頼に応じて、63歳のときにこの本を書いた。ナイチンゲールの『看護覚え書き』から奇しくもちょうど100年後、1960年のことである。思うにICNは、その100年の間の、医科学の急速なパワーアップ、言い換えれば診断・治療の過程の支配力拡大と、医療サービスの漸次専門分化、言い換えれば多職種によるチームワーク化、という潮流のなかで、総じてナイチンゲールの発見した看護を見失いそうになっていた看護師たちに、看護のアイデンティティをもう一度つかませたかったのであろう。

　実はヘンダーソンは彼女の教科書『看護の原理と実際』の第5版（Macmillan, 1955）に、早くもあの看護の定義を載せていた。それに加え、細

部に及んで徹底的に調べて書いたその教科書は、全米で好評を呼び、海も渡った。当時ICNの幹部のひとりであったイギリスの看護師がこれに非常な感銘を受け、その教科書のエッセンスを小冊子にして世界中の看護師に読ませたい、と思ったのが『基本となるもの』の起こりである。1959年7月、ICN理事会はヘンダーソンの原稿を目の前に置いて出版を決議した。

『基本となるもの』は1961年4月メルボルンで開催された第12回ICN4年ごと大会に出席した各国代表者を通じて、本格的に世界を歩き始める。この本は看護についてのICNの公式声明であった。しかし、広く看護師たちがこの本を受け入れたのはICNの権威のためではない。診断・治療の過程に取り込まれてしまったかのようにみえた看護、医療チームのなかで自らの守備範囲に確信がもてなくなっていた看護、の存在理由がそこに明示されていたからである。看護の独自の機能と、その独自の機能ゆえに看護がヘルスケアのなかで果たすべき役割がわかったからである。

看護の独自の機能は基本的看護と呼ばれ、「第1版への序」にあるように"医学がどんなに専門分化しても、看護が治療の不可欠な一部であり、また回復とリハビリテーションの一助であるような状況の**すべて**に適用可能な"原理を擁していた。

日本には当時看護協会長だった湯槇ます先生が持ち帰られた。先生はたいへん興奮の面持ちで葉書ほどの小さな原本を私に手渡された。もはや直接語っていただくことはできない先生のそのときの思いは『グロウイング・ペイン』(日本看護協会出版会, 1988)に遺されている。「それこそまさに長年探し求めていたものでした。」「看護師たちを単に納得させただけでなく、これから先おそらくは無限に続くであろう看護の努力の可能性を示して、看護師たちの志気を高めたと思います。」「基本的欲求に基づく生活行動の援助という筋道は、あるいは完成した理論ではないかもしれません。しかし……より完全な看護理論が組み立てられる時が来るとしても、それは必ずヘンダーソンさんの軌道に続くものであろう、と私は思うのです。」

邦訳『看護の基本となるもの』はその年の10月に出版された。なお、ヘンダーソンは6年後の1966年に『基本となるもの』の成立過程および実践と研究と教育への応用を解説した『看護論』(日本看護協会出版会, 1968。ヘンダーソン自身が章ごとに追記をした新版が1994)を発表し、2冊はそろって看護の古典になったのである。

著者ヴァージニア・ヘンダーソンについて

　ヘンダーソンは1897年の生まれ。現在の彼女がもっているような反戦意見はもっていなかったので、ワシントンの陸軍看護学校に学ぶ。第一次世界大戦の終戦直前に開学したその学校でヘンダーソンは校長アニー・グッドリッチに出会い、以後彼女を師と仰ぐ。卒業後はリリアン・ウォルドが設立した歴史上有名なヘンリー街セツルメントなどで訪問看護師として働くが、ほどなく請われて故郷バージニア州の病院看護学校の教員となる。専任教員は彼女ひとりであった。彼女は毎日の授業に心を砕き、運営上のさまざまな企画を打ち出すなどして、学生たちのために奮闘した。一方で看護実践者としての能力を保持しようと土曜日曜は病院で患者のケアを行った。

　5年後、教員を続けるならば自分がもっと教育を受ける必要があると考え、コロンビア大学ティーチャーズ・カレッジに進学。学資が尽きると休学して臨床で働き、やがて奨学金も得て、学士号と修士号を取った。修士論文は煮沸および蒸気による物品消毒の比較研究であった。在学中、ヘンダーソンの書く力を認めた教授の紹介によって故ハーマーの教科書『看護の原理と実際』（初版, 1922）を受け継ぐことになり、1939年に第4版を出す。

　彼女はそのまま大学に残り、教員となった。担当は内外科看護の卒後コースであった。看護師資格をもち経験も積んだ学生たちとのここでのフィールドワークが、彼女を臨床ケアおよびそのための文献検討にのめり込ませる。しかし、フィールドワーク中心の彼女のやり方が学部長に認められず、退職。折よく『看護の原理と実際』を再び改訂したいときでもあった。彼女はこのたびの改訂作業に丸5年をかけた。それが先に述べたように『看護の基本となるもの』へとつながったわけである。

　教科書の仕事の次には看護文献の調査が待っていた。社会学者のレオ・シモンズに声をかけられての調査であったが、全米の多くの州に看護学校や医学校を訪ねて看護分野の研究を収集したのはヘンダーソンである。この成果は『看護研究、調査と評価』（Appleton Century, 1964）にまとめられた。彼女はこのとき調査をしながら、看護文献のインデックスを作成するという夢に駆られた。

　上記の仕事の途中からヘンダーソンはレオ・シモンズと共にエール大学に移っており、やがて看護学部の看護研究インデックス・プロジェクト部長とな

る。このプロジェクトは11年続き、後はアメリカン・ジャーナル・オブ・ナーシング社が引き継いで、現在の『インターナショナル・ナーシング・インデックス』が出ているのである。

エール大学看護学部でヘンダーソンは『コミュニケーション』(日本看護協会出版会, 1979)のウィーデンバックや『看護の探究』(メヂカルフレンド社, 1964)のオーランドと同僚であった。彼らとの出会いと共に、「看護師の臨床経験を分析し、看護師の行ったことが患者にどのような効果をもたらしたかを確認することこそ、看護の理論化、一般化を進展させる方法である」と考えていた同学部の風土(『看護論』)は、看護理論や看護モデルに対するヘンダーソンの批判的な意見に影響を及ぼしていると思われる。75歳のとき、彼女はエール大学看護学部名誉研究員となった。

比較的新しい彼女の仕事は例の教科書『看護の原理と実際』の第6版(メヂカルフレンド社, 1979)執筆であった。グラディス・ナイトと共編し、ほかに17人のそうそうたる著者を加えて研究的に記述したこのヘンダーソン看護学は、2,000頁を越える大部である。

いつの間にか彼女はいくつもの国の看護師協会の名誉会員に迎えられ、いくつもの大学から名誉博士号を贈られ、講演や学術集会出席などで世界中を飛び回ることになっていた。日本へは82年の秋来訪、東京と京都で開かれた講演会はたいへんな盛況であった。会場からの相次ぐ質問はどれも、彼女の看護がいかに日本の看護に根づいているか、いかに日本の看護師たちを励ましたかを反映していた。

後は、各国各地における講演を含む『ヴァージニア・ヘンダーソン論文集』(日本看護協会出版会, 1989)と、エール大学看護学部が祝った90歳の誕生日までを記した『ヴァージニア・ヘンダーソン 90年のあゆみ』(日本看護協会出版会, 1992)を読んでいただきたい。このような駆け足の紹介では描ききれなかったヘンダーソンの実像、たとえば『基本となるもの』について「私は、私はこんなふうに看護するのです、と皆に話してみたのです」などと語る姿に接していただけると思う。

『看護の基本となるもの』はいま

『看護の基本となるもの』は現在ICNから英、独、仏、西の4カ国語で出版されているほか、25カ国語ほどに翻訳され、相変わらず看護師たちに読

まれている。最近もリトアニア語の本ができた。混乱の彼の地の看護師のためにデンマークの看護師が翻訳出版したのだという。

アメリカにはヘンダーソンの看護を実践すると宣言する大病院や、基本的看護の構成要素を看護の評価に使う訪問看護組織がある。イギリスには看護過程を使ってヘンダーソンの看護を行うとうたう教科書がある。また、ICNの最新プロジェクトである国際看護業務分類（ICNP）の動きには、基本的看護の14項が世界的に最も広く認められている看護業務の分類命名であるとする声がある。

『基本となるもの』はこのようにいまなお新しい。ただ、"使われて"いても現在では特にヘンダーソンの名をあげることはむしろめずらしい。いったいに『基本となるもの』の看護は看護師誰もが慣れ親しむ当たり前のことになったのである。いわば標準的なふつうの看護になって、私たちは取り立てて意識しない。しかし、確かにそれは看護観としては標準となったがサービスとしてはどうだろうか。

そのようなわけで、『基本となるもの』が読み継がれるのはひとつには後から来る者が"標準"の看護を知る必要があるからであるが、ふたつには多くの看護師たちがそれを日常的な実践にしようとして繰り返しこの小さな本に問うからであろう。

1994年12月
小玉 香津子

ミス・ヴァージニア・ヘンダーソン没後に
ICNが『看護の基本となるもの』に施した"若干の修正"について

　1996年3月、ミス・ヴァージニア・ヘンダーソン逝去、98歳。ICNのプレス発表には、"彼女の2つの名著『看護の基本となるもの』と『看護論』は世界のベストセラー、今日の看護学の基盤となっているばかりでなく、看護師たちがうなずくことのできる、わかりやすくて筋の通った看護観そのものである。『基本となるもの』は1960年代の初版以来30カ国語以上に翻訳されてきた"とあった。

　それから10年、ICNはヘンダーソンの看護学教科書『看護の原理と実際』の再版権をも取得し、彼女の看護を21世紀にも掲げていくと言明している。『基本となるもの』を、国境を越え世代を重ねて看護師たちの手に渡したいと願うのである。実際、2006年の春にはヘブライ語版とロシア語版が加わって同書は36カ国語となった。

　ただしICNは、『基本となるもの』に若干の修正を施した。このたびの新装版ではその"若干の修正"を訳注の形で取り入れた。2004年版のICN編『Basic Principles of Nursing Care』が底本である。

　ICNによる修正のポイントのその1は、看護するのは女性であるという従来の一般的なイメージを正すことにあるらしい。ヘンダーソンの造語として広く知られる"プロの母親"を削除("もしわれわれが看護師をプロの母親と考えるならば"という仮定の一節は残る)、子どもとの関係で"母親"が出てくるときは"両親"に置き換えた。実のところICNは1997年に、アメリカの若い看護師たちの意向を受けて(個人的情報)、nurseに女性代名詞のshe、herを、doctorに男性代名詞のhe、his、himを当てることをいっさい排した『基本となるもの』をつくったのだが、現在の版はそこまで徹底してはいない。

　修正のポイントのその2は、看護師は医師の指示がなくてもある種の処置等を行うことができる、というニュアンスを強くしたことにある。代表的なこの種の修正が、"処方された経静脈栄養(すなわち静脈に針を入れること)を看護師が行うべきであるかどうかについては、まだ広く意見の一致をみていない"から、"看護師が経静脈的な輸液、与薬、栄養注入を開始ならびに維持するのはめずらしいことではない"への書き換えである。看護の"教える"機能を、医師の指示を前提としない看護師の主体的な働きであるとするICNの

判断も明示された。

　ポイントのその3は、60年代とは大きく変わった看護の現場を見渡しての修正である。たとえば酸素療法のマスクを鼻腔カニューレに入れ換え、疼痛緩和に使う麻薬の扱いや看護師が患者と共に過ごす時間の長さを現状に合致させた。精神科学者をメンタル・ヘルスケアワーカーズに変えたのも同じくだろう。

　一方に、ヘンダーソンがイタリックを使って強調した語句、訳本ではゴチック、がICN編では消されていること（文中の特定語句の強調は彼女の著述の特徴であるにもかかわらず）、また、ヘンダーソン自身が『基本となるもの』をarticleと呼んでいるのをessayと言い換えていることなど、不可解な修正もある。不可解といえば、ICNが"プロの母親"をあっさり削除したのは、ヴァージニア・ヘンダーソンの看護観に照らしてよく考えたうえでのことだったのかどうか。

　繰り返すが、この新装版ではICNによる修正部分を訳注で扱った。後から後から生まれてくる看護師たちに『看護の基本となるもの』の原型を手渡すことが大事、といまは思われるからである。

2006年9月
小玉 香津子

あとがき、補

　日本看護協会出版会が著者没後20年を記念して新装版を出す、という。20年とは何とも半端のようにも思ったが、時の流れの速い昨今では、じゅうぶん長いのだ。その間を、依然として読み継がれてきたこの小さな本に、著者に、敬意を表しての新装である。

　実は、今年、2016年は、湯槇ます先生没後25年でもある。小玉さんや、この小さな本が私に行く手を示してくれました、もう前進するのみです、とのお声がよみがえる。

　さまざまな年齢のナースたちが集まる勉強の場に参加させていただくとき、私がついつい『看護の基本となるもの』に言及すると、あちこちから声があがる――「私、紺色の表紙のそれ、いまも持っています」「私のは青い表紙、昭和36年、1961年発行の、ええ、ぼろぼろです」「私たちはベージュの表紙……」。会場の全員が手をつなぎ合ったような、連帯の気配。同じ本を読んでいるというそのことが大した事件であるかのようなのだ。実際、大した事件、であろう。

　この小さな本が日本のナースたちの手にのるいきさつに関与させていただいた私は、この"事件"に感じ入ってやまない。

　して、今度は「何色」と呼ばれるのだろうか。

　もう古典、クラシックス、になったといってよい本書は、教室で、実習場で、研究室で、はたまた看護のあらゆるフィールドで、ナースわれわれの思想と実践のよりどころであり続ける。さあ、今日も、ミス・ヘンダーソンを訪ねるのだ。

2016年10月

小玉 香津子

著者・訳者紹介

Virginia A. Henderson（ヴァージニアA. ヘンダーソン）
1897年……ミズリー州カンザスシティに生まれる。その後、ヴァージニア州に暮らす。
1918年……発足したばかりのワシントンの陸軍看護学校に入学。
　　　　　校長はアニー・グッドリッチ。
1921年……同校卒業。ニューヨーク州の登録看護師となる。
　　　　　ヘンリー街セツルメント、ワシントンDCの訪問看護師を経て、
　　　　　ヴァージニア州のノーフォーク、プロテスタント病院看護学校にて教鞭をとる。
1929年……コロンビア大学ティーチャーズ・カレッジ入学。
　　　　　1932年学士号、1934年修士号を取得。
1934年……同カレッジ卒後教育担当准教授となり、1948年まで学生指導。
1950年……『看護の原理と実際』第5版の執筆活動に入り、5年の歳月をかけて完成。
　　　　　ICNの依頼を受けて、1960年にこのエッセンスを
　　　　　『看護の基本となるもの』にまとめる。
1953〜1971年……エール大学研究担当准教授。
　　　　　看護研究の全国調査にたずさわり、看護関係文献集を作成。
1971〜1996年……エール大学看護学部名誉研究員。

湯槇 ます（ゆまき ます）
1904年……岡山県に生まれる。
1924年……聖路加高等看護学校卒業。
1927年……アメリカ、ボストン・ピーターベントブリガム看護学校研究科留学。
1948年……カナダ、トロント大学留学。
1954年……東京大学医学部衛生看護学科助教授。
1965年……同教授。東京女子医科大学付属病院看護部長。
1969〜1972年……東京女子医科大学看護短期大学教授。

小玉 香津子（こだま かづこ）
1936年……千葉県に生まれる。
1959年……東京大学医学部衛生看護学科卒業、東大分院研究生。
1960年……同学科基礎看護学講座技術員。
1967年……神奈川県立衛生短期大学非常勤講師。
1984年……同教授。
1991年……日本赤十字看護大学教授。
1999〜2003年……名古屋市立大学看護学部教授・学部長。
2004年〜……聖母大学看護学部教授、2007〜2011年……学部長。

看護の基本となるもの

1961年 10月 10日	初版	第1刷発行	〈検印省略〉
1973年 4月 10日	初版	第20刷発行	
1973年 9月 1日	改訂版	第1刷発行	
1994年 4月 5日	改訂版	第34刷発行	
1995年 1月 20日	改訳版	第1刷発行	
2006年 5月 10日	改訳版	第14刷発行	
2006年 11月 15日	新装版	第1刷発行	
2016年 1月 20日	新装版	第12刷発行	
2016年 12月 1日	再新装版	第1刷発行	
2024年 1月 20日	再新装版	第8刷発行	

著者　　　　　ヴァージニア・ヘンダーソン
訳者　　　　　湯槇ます・小玉香津子
発行　　　　　株式会社 日本看護協会出版会
　　　　　　　〒150-0001
　　　　　　　東京都渋谷区神宮前5-8-2 日本看護協会ビル4階
　　　　　　　〈注文・問合せ／書店窓口〉
　　　　　　　TEL 0436-23-3271　FAX 0436-23-3272
　　　　　　　〈編集〉TEL 03-5319-7171
　　　　　　　https://www.jnapc.co.jp

ブックデザイン　鈴木一誌＋桜井雄一郎
印刷　　　　　株式会社フクイン

©2016　Printed in Japan　ISBN978-4-8180-1996-6

本著作物（デジタルデータ等含む）の複写・複製・転載・翻訳・データベースへの取り込み、および送信（送信可能化権を含む）・上映・譲渡に関する許諾権は、株式会社日本看護協会出版会が保有しています。
本著作物に掲載のURLやQRコードなどのリンク先は、予告なしに変更・削除される場合があります。

JCOPY〈出版者著作権管理機構 委託出版物〉
本著作物の無断複製は著作権法上での例外を除き禁じられています。複製される場合は、その都度事前に一般社団法人出版者著作権管理機構（電話 03-5244-5088、FAX 03-5244-5089、email: info@jcopy.or.jp）の許諾を得てください。